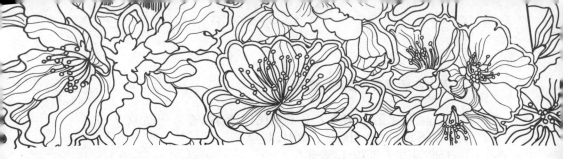

被癌症盯上的 11 种女人
11 Kinds of Women Targeted by Cancer

何裕民　诸　菁 编著

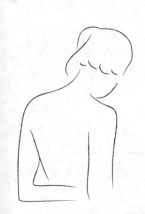

U0224265

中国心身医学终生成就奖获得者 *何裕民*

· 帮助您理解癌症的诱因
· 癌症是生物性疾病，更是心身性疾病

 中国协和医科大学出版社

图书在版编目（CIP）数据

被癌症盯上的 11 种女人 / 何裕民，诸菁编著 . -- 北京 ：
中国协和医科大学出版社，2019.4
ISBN 978-7-5679-1258-8

Ⅰ．①被… Ⅱ．①何… ②诸… Ⅲ．①女性－癌－防治
Ⅳ．① R73

中国版本图书馆 CIP 数据核字 (2019) 第 057154 号

被癌症盯上的 11 种女人

编　著：何裕民　诸　菁
策划编辑：刘　华
责任编辑：李丹阳

出版发行　中国协和医科大学出版社
　　　　　（北京东单三条九号　邮编 100730　电话 65260431）
网　　址：www.pumcp.com
经　　销：新华书店总店北京发行所
印　　刷：北京金特印刷有限责任公司

开　　本：710×1000　　1/16
印　　张：24
字　　数：160 千字
版　　次：2019 年 4 月第 1 版
印　　次：2019 年 4 月第 1 次印刷
定　　价：45.00 元

ISBN 978-7-5679-1258-8

序

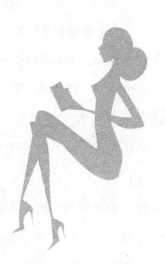

《被癌症盯上的 11 种女人》一书，是诸菁老师作为病痛的亲历者，搜集我的相关认识及论述，并几经恳谈切磋，精心为姐妹打造的新作，书中不仅涵盖了我们对不幸被此病盯上的姐妹们的长期观察、关照之结论和相应的解救对策，而且体现了她浓浓的姐妹爱意及切合实用之谆谆告诫。作为亲历者，她既是位成功的职业女性，细微、温馨且善思考，也是位经历过病痛折磨的才女。只有捱过寒冬冰霜，犹知阳光可贵。她的肺腑之言足以醒示人们（特别是女性同胞）如何更好地活着，远离癌症之类病魔。

此书不仅对已罹患此病之姐妹同胞们是必读之书，对陷于今日生活奔波或困顿而为健康担忧者，也是开卷有益之品。

借序言之平台，我想回答与此书相关的四个问题：

一、影响肿瘤的发生发展及康复的，不仅有基因、生活方式、饮食结构、年龄等妇孺皆知的因素，还有情绪反应、应对方式、个性特征、行为特点等。

早在 20 世纪之初，我们就发现一个现象：以前人们总认为癌症是因为患者的生活方式欠佳，再加上基因等生物学偏差所导致的。但在日渐增多的城市女性癌症患者中，很少会找到她清晰的家族疾病史，父母祖上没有同类患者，也找不到致癌的不良生活方式蛛丝马迹——既不酗酒、抽烟，也不乱吃，更不日夜颠倒、生活无度，往往生活方式很有规律，蔬菜水果吃得不少，充其量少数姐妹会偶尔开开夜车……但偏偏是她们患癌了，且常常是比较棘手的卵巢癌、乳腺癌、肺癌、胃癌等。进一步追问：结果常更让人吃惊——例如人们常说"二手烟"致癌，但她们大都是办公室白领，她们所在办公环境里很可能没有人抽烟，家里先生也常常并不抽烟……更奇怪的是，一般蓝领中的操作工，比如从事环卫的女性，却求治者很少（不完全是经济费用问题），特别是患肺癌的，并没有比例倍增。按常识，她们更应被肺癌盯上才对啊。有研究揭示：烹饪与女性患癌有一定关系，因为在高温下油烟中有大量的致癌物（我们的研究也证实这一点）。但进一步追问中，并没有发现待在办公室的女性更愿意或更多地下厨房、用高温烹饪的，因此，这至少也不是"强证据"。故这些姐妹们患癌后都非常苦闷——"为什么偏偏是我患癌？"

随着疑问的越积越多，我们发现，城市里女性易罹患癌症，今天通常的解释并不令人信服，有可能一些潜在的深层次因素并没被人们所认识揭示。

随着诊疗经验之递增，我们发现：城市里被癌盯上的女性患者大多是我们社会舆论所肯定且认可的那些带有典范意义之女性，或通常所说的"好女人"——诸菁老师的书中，就以她细腻的笔墨，很好地对这些"好女人"画了素描，进行了全景式的扫视，并系统总结提出了相应的改进对策——这些改进对策是多年来我们探索出来，且屡用屡爽的。就我们所闻，似乎还没有人对这些问题进行过全景式的扫描及系统阐发应对之策。本书归纳出了与妇女罹患癌症密切相关的 11 种可能性，并就改进对策等做了较为系统之阐述，可谓是富有开创性的，意义独到，对照阅读后努力改进，定会对城市女性姐妹大有裨益。

二、国内癌症防治已经跃上新台阶，国人可以更加从容地与癌"共舞"，患癌后长期"准健康"地生存。

需要欣慰地指出并告诉芸芸大众的是：由于国内学者的共同努力，中国癌症的控制情况大为改善。在本人刚刚接触癌症的八十年代，就全国水平而言，中国癌症患者 5 年生存率不到 20%，上海是全国治疗及康复水准最高的城市，当时也只是接近 30%。人们知道，癌症自愈比例不低，扣除这个因素，因为医学干预而治愈的患者到底多少？故当时流行顺口溜：十个癌症九个埋，还有一个不是癌。民间弥漫着浓烈的社会恐癌情结，并泛化成对患癌者像避瘟疫一样犹恐避之不及和当事人的彻底绝望。近年，我们至少可以自我安慰地说，在你我医患各方的共同努力下，中国的癌症治疗水平有了大幅度提升。官方数据显示：2003~2005 年，中国癌症患者 5 年生存率已上升为 30.9%。而据顶级的《柳叶刀》子刊《柳叶刀全球健康》的权威数据，来自中国国家癌症中心的 66 万患者统计，近几年，癌症 5 年生存率已达 40.5%，涉及除胰腺癌外的 26 种（几乎包括所有主要癌症）的 5 年生存率均显著提高。可以欣慰地告诉女性姐妹，女性的 5 年生存率提升趋势高于男性，也就是说，女性恢复得更好，但仍有城乡差异。如果努力提升农村肿瘤治疗水平，也许情况更可改观。其中，5 年生存率最高的是甲状腺癌，达 84.3%，其次是乳腺癌，82.2%。当然，与发达国家相比，差距仍是存在的。如 2018 年 1 月 30 日同一份《柳叶刀》发布的乳腺癌 5 年生存率，美国达 90.2%，日本达 89.4%，与美国和日本相比较，我国仍有差距。但宫颈癌的 5 年生存率，中国为 67.6%，美国 62.6%，日本 71.4%，差距并不大。如果考虑到发达城市的高水平，则形势更乐观。2017 年 4 月上海市卫计委的统计表明，上海市已有癌症生存者（癌症生存者，指生了癌存活者）超过 35 万人，5 年生存率达 53%，明显高于全国平均水平。这较全国水平增多的 12.5% 之优势可不容易，代表着更高的一类防治水平，也是全国癌症相关者（患者/当事人、医护人员及家属等）的共同努力方向。

我们欣慰地注意到，在中国癌症治疗水平提升过程中，我们的努力也得到了积极的回应：即我们最早提出"癌症是种慢性病"，阐发了"抗癌力"概念，我们总结了癌症防治的一系列主张或方法（如八字方针、三驾马车、三大阶段），强调了医、药、食、心、行、运等综合治疗方法。这一系列方法，都受到了重视和较为广泛的应用，不仅获得了诸多科技成果奖，而且深刻影响了癌症患者本人及家属、社会、医疗团队的认知及对待癌症的应对态度，一定程度上舒缓了中国社会根深蒂固的恐癌情结，让人们得以从容而理性地应对癌。现在"癌症只是慢性病"已经深入人心。消解恐惧、理性从容应对、综合适度治疗、姑息治疗、舒缓治疗等，都对癌症控制水平的大幅度提升，起着积极的助推之功。其实，就我们 4 万多癌症患者的防治实战经验而言，今天大多数癌症，不管是恶性程度一般的，还是恶性程度很高的（如胰腺癌）患者，第一时间合理、适度、综合地治疗，患者本身及家属的有效配合，都能取得不错的疗效，

80%~90% 都能渡过难关。

笔者临床以综合方式控制胰腺癌、肝癌、胆管癌、脑瘤和卵巢癌等难治性癌症而见长的，诊治了近 4000 例胰腺癌，不久前一批博士总结了其中 1115 例，并已经在权威杂志上发表。该研究结果细分成几组情况：有一组百余例没法手术的（大多数是晚期、部分是高龄）胰腺癌患者，只能以中医药为主，不用化放疗和靶向，但配合心理、饮食等综合手段，结果生存率仅次于根治术后中西医综合治疗的，生存率分别为 53%（1年）、20%（3 年）、10%（5 年）。而国际上多数大样本资料表明，无法手术的胰腺癌患者 1 年生存率是 0%。上述博士的研究结果表明：统计时还活着的、没法手术的胰腺癌患者高达 66%。

2018 年毕业的博士生统计了我们治疗的资料完整的 413 例肝癌患者，结果发现肝癌患者平均生存期 110.5 个月（9.2 年），中位生存期 75 个月，曾做过手术切除肝癌并加中医药善后的，平均生存期 128.0 个月（10.7 年），中位生存期 92 个月。1 年、3 年、5 年生存率分别为 95.80%、89.00% 和 85.40%。即使无法手术切除的晚期肝癌患者，中医药加综合治疗（包括靶向药）的 99 例患者，1 年、3 年、5 年生存率分别为 92.90%、76.50%和 72.70%。这一系列数据，足以说明在中国，今天对付癌症已有好办法——理性应对，好好治疗，合理综合康复，死于癌症者会越来越少。因此，笔者认定中国人的恐癌时代已接近尾声：癌症的发病率一时间肯定下不来（还会明显升高），但癌症的死亡率即将越过峰值，短则七八年，长则十年十五年，死亡率将明显回落，同时，5年、10年、15年的生存率将大幅度提升。中国人已可以更从容地与癌"共舞"。

其实，这一趋势是国际性的。有资料证明，进入21世纪后，美国等发达国家癌症的发病率、死亡率均越过峰值，明显趋于下行了。如权威资料提示，1990年至今的25年间（截至2016年数据），美国的癌症出现了转折点，这25年间，164万美国男性和74万美国女性避免了死于癌症。其中，光乳腺癌致死者就降低了39%。在医患各方的共同努力下，中国癌症的防治情况也会越来越乐观。因此，我们应该以更加从容的态度应对癌症，争取不影响天寿地长期存活着。

三、帮助患者从癌症阴影中走出的，不完全靠药物／手术等创伤性治疗，有时温和而有针对性的综合调整也能创造奇迹。

诸菁老师编写的这本书，我理解其宗旨不仅仅为了总结经验，或者是出本书纪念纪念，更重要是想帮助姐妹们借助自我调整，更好地走向康复。因此，书中提供了很多实用的促进康复，帮助控制慢性病（含癌症）的有效方法。

在具体阐述前，我先讲个真实的故事。我有一位硕士学生，北方来的，家景一般。毕业后先去北京工作，后回老家行医。2011年前后，她打电话给我，请我帮忙。原来，她的母亲病了，当地怀疑是卵巢癌。我建议她先带母亲到北京大医院明确一下。大医院确诊为晚期卵巢癌（4期），伴中度腹水，肚子鼓胀得很厉害。学生曾长期侍诊于我身边，知道晚期卵巢癌是什么概念。当时就想请我开开方，用中成药和内服外敷药。我遂按常规，中医药控制肿瘤，改善症状，消解腹水，内服外敷综合治疗，同时建议她配合吃点利尿剂等，必要时配合相应的西医治疗。她本人是内科行医的，这些都方便。此后，每两三个月改改方，有时她直接找我身边的助手（她的师兄妹）调整方子，一晃几年过去了。2018年4月，很长时间没有联系了，发了个邮件给我说处方多时没有调整，希望我再调整调整，"我妈已很长时间没改过方了"。当时，我有点惊讶，下意识地问："你妈现在情况怎么样？"她说"我妈现在很好啊！"我追问，你妈近期检查结果怎样？她说："我一直没有给我妈查。反正我妈也不知道，多查也没有好处，万一知道了更麻烦。"我问她，"你怎么跟你妈解释的？"她就告诉母亲，是何教授说的，患的是鼓胀，都是因为长期太累了，太操劳了，今后需要好好休息，会好起来的。因为她回去做医生，经济条件好转了。母亲也无需像过去那么累了，再加上是上海医生、自己女儿的老师所说的和所开的方，也许更坚信不疑，心里十分踏实，安心听话，休息吃药治疗，现在活得很好。平素只是打打牌，带带外孙，将患病之事丢到了九霄云外，早已无任何不适之感了。学生认定"妈妈既没症状，为什么要给她查？""不是自找麻烦吗？"她的一番细述，令我当时联想翩翩：真的，她无意中用了上上策，患者不知情，心里很踏实，信服地接受着"鼓胀"的中医药治疗，安心地活着，享受着。我们无须批评"鸵鸟"政策，而是注重事实说话。如果这位患者第一时间知晓病情，不管北京、上海哪个医院，化疗放疗哪种方法折腾，能活这么久吗？能这么惬意舒服吗？显然绝无可能。

事实胜于雄辩。我们一直强调：最好的康复药物是每个人自我内在的修复潜能。而这潜能的调动，首先要从改善自我期望值开始，从调整情绪开始，这一切又始自于自我正确且积极的认知。此人是借助隐瞒病情而实现的，虽笔者不是太赞赏此做法，有时候在文化层次较高人群中也颇难做到，但对于能够如此实现者，结果导向，何尝不可。因为我们一直认为，生存权远远大于知情权。

近几年我们一直倡导一个国际癌症康复新理念：减压、快乐求康复。这不仅仅是我们几十年临床康复实践的高度升华总结，也已被现代相关研究所证明。如2011年国际权威杂志《Cell》发表了一篇论文，通过实验提出快乐康复新概念。实验者将荷癌小鼠分成两组：一组8只一笼，生活在群居状态，允许其自由活动，且笼内特意置放了各式各样的动物玩具；另一组一只一笼，单独生存，不置放任何玩具。一段时间后，与独居小鼠比较，群居的快乐小鼠活得更好、时间更长，身体的癌瘤变小甚至消失了，而独居的大都患癌死了，或奄奄一息。

中国工程院院士、上海肿瘤研究院顾健人教授提出了"快乐抗癌—对肿瘤防治的一次革命"的新理念。他倡导，良性的精神刺激可以改善细胞代谢，影响免疫，有助于防范癌症和促进癌症康复。他指导的上海肿瘤研究所重复了上述实验——在丰富环境中饲养的荷癌小鼠（8只一笼，放入迷宫玩具等），然后红外线日夜监控其活动——发现这些小鼠白天晚上都很活跃快乐。另一组就是一只一笼的，没有伙伴、没有玩具，昼夜都静止不动。一段时间后，发现快乐荷癌小鼠活的情况更好，不仅活得更长，而且肿瘤重量与对照相比都要低，甚至有的肿瘤消失了，涉及的癌瘤有黑色素瘤、胰腺癌、肺癌等。其中，黑色素瘤抑瘤率达到43.1%，胰腺癌抑癌率达到58.2%，肺癌抑瘤率达到36.5%。一般来说，药物实验只要达到30%的抑瘤率，就算有效了。因此，快乐可以抑瘤，绝非虚语。而且，在那些快乐小鼠的下丘脑中还发现"脑源性神经营养因子"（brain-derived neurotrophic factor, BDNF）的高表达。后者已被证明具有广泛的神经功效：既有助于快乐（令人易产生欣快感），也有助于身体多项功能调整，并有协同抗癌之功效。

鉴此，我们要特别强调：轻松快乐，有助于癌症康复。前述学生母亲的准康复（康复与否，没有检查，但临床症状消失），是因为全不知情而没有压力。而诸菁老师的这本书，则重在区分不同情形，以帮助人们（尤其是妇女姐妹们）针对性地学会释怀，从而轻松快乐地求康复之杰作。

四、怎样才能做到快乐求康复

如何才能做到远离癌症求康复？除了合理适度治疗外，人们大都知道要改善饮食，加强运动，注意生活方式，改变不良习俗等。然而，仅仅这些是远远不够的，甚至，这些都不是最重要的。我们的经验表明：癌症康复的核心是"减压"，调控情绪，安顿好心情，松弛释怀而快乐中，以求逐步走向康复。

其具体方法可以借鉴的有：

（一）朋友间多交流。美国有一项著名的心理学研究表明：女性癌症患者康复第一法宝是闺蜜经常上街、购物、喝咖啡。大家经常在一起，轻轻松松，聊聊天，松弛中，功能协调，康复则不期而至。

（二）组团自我找乐。我们诊疗的患者中，2006年8月开始，自然形成了一个"四人帮"团队，四人中三男一女，家里生活条件都比较好，但癌症都比较重：三个男的都是晚期肺癌，其中有一位是恶性程度很高的小细胞肺癌，家属已不太抱成功希望了，女的是卵巢癌浸润（转移到肠）。由于同病相怜，而且里面一位女士比较乐观，自然成了中心，带着大家到处游玩、放松，闲着就集体找乐。慢慢的，患者越来越多，吸引了不少其他癌症患者，有些病情已很严重的，却在这氛围中还可以相互激励，开心地活着。有的虽生存质量稍微差一点，也信心十足地较为长久活着。几年后，回过头来看，真的不断发生着奇迹，进去的似乎就告别了死亡。这些，让我大感意外。

（三）借助中西医药物调控情绪以释怀。现代中西医药物调控情绪的不少，完全可以借来短期用用。有抑郁或焦虑倾向的，我极力推荐适度短期地试用一些抗焦虑、抗抑郁之药，包括中医西医常用药物。我称其为促进"幸福感"之药物，帮助释怀而渡过难关，为何不用？且一旦起效，可逐步抽掉，一点都没有影响。

（四）文化层次相对较高的，可通过学习，以参悟人生，看透事理。如我曾写过一本《大病之后才明白——透过癌症悟人生》的书，不止几十位患者告诉我，看了此书后，心里安定多了，不再焦虑抑郁了，逐步学会及时享受美好人生了。我坚信，诸菁老师的这本书，对于女性姐妹们，也同样可以达到这一效果。

（五）培养兴趣爱好，让生活充实起来。至于选择什么方式，并不重要，层次高的，看书学习，一般的打牌聊天，有的周游世界，有的培养新的兴趣爱好。只要有助于减压，有助于充实生活，丰满情性，令人快乐释怀，都可以。

（六）学会自我减压。这是癌症康复的关键。可以说，今天城市里的癌症患者，很大一部分是压力促成的。现代人生活，压力无处不在。它在潜移默化中，推高了癌症发病率，成为癌症背后的催化剂。因此，减压是促进癌症康复的关键。

2017年11月世界顶级的《Science》杂志发表了安德森癌症中心实验研究报告，称压力也是导致靶向治疗时肺癌耐药性提前出现的关键。因此，缓解压力是增强常规药物（包括靶向药物）抗癌疗效的关键，只是人们并没有注意到这一点。

如何减压？这涉及多方面，诸老师的书中对此已有较好阐述。可参照阅读之。简单说，要学会从过去的汲汲于认真、斗争、万事顶真，转换为当今主张的和谐、妥协、糊涂，学会包容、从容、宽容。要知道天下并不完美，完美主义（特别是消极完美主义）者更容易患癌。生活中要善于"减速""慢行"，因为现实世界中，人人都排队走向坟墓，你走得慢一点，就存活得长一点，善"插队者"终点（死亡）每每更快到来。现实中，许多癌症患者都是性急的、劳碌的，什么都想管，相对强势，对于她们来说，学会少管、放慢、糊涂，就非常重要了。

（七）一定要改善睡眠。现在人们对肿瘤患者注重吃和运动，以助康复，已达成了共识。但对改善睡眠问题还没有足够重视。其实，对于维护健康，睡眠远比吃和运动来的重要。对如何改善睡眠，自有技巧：一要注意别急、别烦，癌症患者最怕"急"与"烦";二要适度运动助安眠;三是别排斥安眠类的中西医药物。短期运用,其之收益,远大于可能的危害。

总之,这些内容在本书中都有充分体现。

愿减压、快乐,不仅成为肿瘤患者的康复宝典,也成为芸芸大众祈求健康生活的核心理念,而如何减压、快乐,以换得健康安宁,此书将给每个人(尤其是妇女姐妹)以针对性的指导方案。

愿大家打开此书后,获益良多。

何裕民

2018 年 11 月 20 日

目 录 CONTENTS

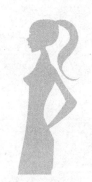

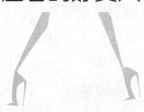

第一种

癌症最爱贪慕虚名的好女人

病例回放：意识不到自己每天过着的，只是让旁人满意的生活，她要为此付出代价。

病理解说：女人的健康与内分泌系统的关系最密切。内分泌系统又叫精神－神经－内分泌。

何裕民如是说：将自我牺牲的"好人性格"改变为明朗坚定的性格，有所为有所不为，无忧无惧，敢于说"不"！

防癌抗癌有方法：1.学会说"不"，养成"不"习惯；2.改善生活方式，调整营养结构；3.罹患癌症的女性，慎用补品。

病例回放

在我们的生活中，"好女人"总是受欢迎的。什么是"好女人"呢？首先是尽职尽责，克己利人，干什么都是让人交口称赞的。

这种女性小时候是听话的乖孩子，懂事，从不惹麻烦，成家后是好太太、好母亲，相夫教子、敬上亲友，在单位是好职工、好干部。所谓"上得厅堂，下得厨房"吧！

作为领导者，能有这样的下属是最省心的，交到她手里的任务肯定能完成，不用上级费心，再难的问题也自己扛，展现给人们的常常是微笑、和气和成功。

在家里，这样的女人会相夫教子，贤惠持家，她们爱家人，爱朋友，爱亲属，爱社会；对感情、事业和生活都会毫不含糊，极其负责。这些优点使她们站在了人类道德高度的顶峰，甚至让人"叹为观止"。

但是，问题也来了这种事无巨细、认真恪守的个性常常让医生为她们暗暗捏一把汗，因为她们的优秀品行中，不觉之中透支了一切，忘记了爱自己，不会放自己一马。所谓的"含恨忍辱""克己为人"的"好女人"，就是克制出来的，是压力"压"出来的。"好女人"要为这些"好"付出代价，代价之一就是被癌症盯上。

在我为癌症患者服务的三十多年中，诊疗的城市农村患者有三四万之多。相比农村来说，城市是个出"好女人"的地方。城市生活空间大，人际接触广，教育水平高，为女性提供了更多展示身手的机会，在这样的氛围下，城市女人情感更加丰富、细腻，更容易成就"好女人"，也更容易委屈"好女人"。而城市里得了乳腺癌、卵巢癌、肺癌、胃癌的女性患者，大多就是那些凡事认真、做事情一丝不苟、追求完美极致的"好女人"。

这样的"好女人"为什么会患癌？

她们可能自己都意识不到，自己每天过着的是让旁人满意的生活。如果她们仔细地想一下，这种奉献中有多少是自己愿意的，她们肯定会迟疑。"好女人"也是女人，不是圣人。她们不过是习惯了为他人着想，习惯了委屈自己而已。在这种习惯的氛围中，很可能暗暗埋藏着她们不为人知的不舒畅、不情愿，甚至是抱怨。只是她们觉得应该独自扛，应该独自忍。在这种日复一日的"忘我"甚至"舍我"情景之中，她们体内的神经、内分泌、免疫及代谢系统等，不断在受着侵害。至少，"弦"是始终绷得紧紧的，而这，就是癌症等许多疾病的开端。

女人的健康与内分泌系统的关系最密切，而内分泌系统又叫"精神－神经－内分泌"系统，之所以这么叫，就是因为内分泌系统的功能与精神、情绪、心理的关系至为密切，尤其对于女性关系更为密切。很多女性都有体会，如果突然出差，或者家里出了什么意外，你处于紧张应对情绪时，第一个改变的就是月经，可能迟来，甚或闭经。国外最近有一门学科很是热门，称为"Psychoneuroendocrinology"，可译为"精神神经内分泌学"，或者"心理神经内分泌学"，讨论的就是精神心理是如何通过神经系统，影响和干扰内分泌的。

我见过很多留学的女孩子，到了国外之后半年多不来月经，家长很着急，以为得了什么重病，就赶紧叫回来看病，但回国待了一个月，月经又恢复正常了。再回国外，又再次紊乱，原因就是异国他乡的求学压力，心理因素借助神经等机制，导致了内分泌紊乱。

突发事件总会平息，留学女孩总会学成回国，或者在国外待长了会有所适应，但"好女人"长年累月维持好品质的背后，一直被压抑的个性所诱发的上述精神－神经－内分泌机制及相应代谢等诸多环节的长期紊乱，已经悄悄地成了她们潜在的健康杀手，甚至是癌症的"催化剂"。

突然有一天，因为不适进了医院，或者一次常规体检，口碑可嘉、生活方式良好、平素身体不错的"好女人"，接到一纸诊断，居然是患了某种癌症。一时间，所有熟识的人皆惊愕。这样的事情，在我们身边还少吗？

不久前，上海一位三甲医院的院长一脸无奈地向我诉苦，他们医院刚刚进行了一次例行体检，全院 1600 名在岗员工，约 780 名女性员工，居然一下子查出 6 位患了乳腺癌，2 位患了卵巢癌、1 位肺癌，另 1 位平滑肌肉瘤。一年中居然 10 位患癌，而一年前他们全院也做过体检，也曾发现了多位女性癌症患者。这究竟是怎么了？每年哪里来的这么多女性癌症患者？他苦恼地问我。

一位我熟悉的外地女学者被确诊为肠癌晚期，听说情况已经比较糟糕了。由于工作关系，我们二三十年前就有所接触。表面她上是一个典型的"好女人"，实际上却是一个双面人。她以非常优秀的一面展现给公众——完全以高标准来约束自我，在公开场合从来没见她发过火，事业上很勤勉，日常行为很讲究，说话也很有分寸，每天早起锻炼身体。然而，内心却并非如此，脾气暴躁，私下常指摘他人，经常在一些关键问题上给他人设置障碍，能力一般，心气却很高，一心想在职务上不断攀升。她基本如愿了，三十多岁当处长，四十多岁当副局长，等到她五十多岁，当上了厅局级干部。

几年前，因为她比较光鲜，引人注目，一些朋友们在一起私下聊天时就说起她，多数认为她势头正旺，并一帆风顺，生活方式讲究，又注意锻炼身体，肯定很有前景。我当时就不以为然。朋友问我为什么，我说她这种性格，以双面人形式出现在公众面前，是健康的祸根。不想一语成谶，反倒让我挺内疚，而且发现的时候已经是晚期。

其实现实生活中双面人不少。历史上，拿破仑就是典型的双面人格。拿破仑有胃癌可疑史（至少，他兄弟姐妹中死于胃癌的好几位），沙皇亚历山大一世也被认为具有典型的双面人格。他们的死，都因为说不清楚的事件。

今天，少数女性患者中也有类似个性者（男性中也不少），何以她们更容易被癌症盯上？现实生活中双面人是很累的，内心一直很纠结，需要长期巧妙地掩饰自己，戴着面具生活，多数时间扭曲着自我的"真情性"，内心时时处于严重的应激状态，身体功能不断地"抗议"，只不过为了虚假的面子，她们大多不予理会罢了。弦长期绷得紧紧的，其结果就是容易崩断。

中国人最讲面子问题，丢面子是大忌讳，知识女性更是如此。我从医的经历中，因为女人太要面子，以致罹患癌症的人，绝非少数。真是应了一句老话：死要面子活受罪。

我熟识的女性中有多位属于此类"倒霉"者，有些我早先有过善意的提醒，可惜未能起效。特记录两例，以为警示。

某兄弟医学院校一位同龄的学术人才，专业上不错，但绝非顶尖，政治上亦努力争取上进，总体上比较风顺，就是特别要面子，每年评比总希望自己是第一。由于结婚较早，婚姻状况很一般（夫妇关系不和，只是因为要面子，从不承认而已），子女也多，丈夫又收入有限，家庭开支经常有点捉襟见肘。但她在各方面都刻意表现出优于他人的假象，平素里各方面都善于自我压抑，熟识的同仁都知道她爱要面子的特点，有时候还有意让着她。

有一次，学校有个海外学术交流的机会，表面上她表现得无所谓，内心却觉得非她不可，自然是一场尔虞我诈的暗中恶斗，最后，她如愿以偿。出行前，一番慷慨激昂的表态，让很多人大发感慨。我得知后，颇有点深秋里的雾里看花，看出了雾后的寒霜，托人转告她，身体第一，别过于折腾自己。后她没有如期回国，初期几年间还有消息，后来只是得到些传闻而已。三五年后，传闻她国内的家搬了，又过几年，传闻她离异了，再一两年后，听到了她罹患胃癌的消息。此后，就再也没有她的消息了。有一种猜测说她已经回国定居了，只是因为她太要面子，不想让同事获悉她不太理想的现状而已。

施教授则是"好女人"要面子的另外一种类型。她原先在上海某普通高校任一门通识课的教师，颇有才华，且十分努力，在全国高校的学术圈有点小影响。升了正教授后，嫌原先学校平台太小，在全国的影响未达她的期望，花了九牛二虎之力，调进了某著名的"211"大学，本想放开手脚大干一番，可惜天不遂其意，刚刚拼命干了两三年，稍有起色，一纸卵巢癌晚期的检查报告，让她彻底晕了，痛哭了一场。

手术化疗后，她非常虚弱，找我诊疗，当时信誓旦旦，一定以命为本，调整生活方式，不再在乎他人议论，好好活着要紧。当时，陪同她来的另一位教授也劝告她："你女儿还小（她是单亲家庭），学术是无底洞，悠着点吧。"

没想到，几个月后，她体能有所恢复，便把我们的劝告一股脑儿丢在脑后，故态复萌，中医药治疗也忽略了，心存侥幸地想，再干几年吧，别让新学校的同事耻笑，又开始天天想的都是论文、教学等等。不久，癌症便复发了。这次，尽管她又信誓旦旦，并努力治疗，但命运没有再给她机会。在最后时刻，她痛哭流涕，承认是太要面子害了自己。但后悔也晚了。

病 理 解 说

深入研究女性癌症发病率的历史变化曲线是可以给人很多提示的。两百年间，相对于男性，女性癌症发病率呈现出一条U型的变化曲线。

中西方早期的文献和医著中都谈到了恶性肿瘤问题，涉及男性和女性的癌症，但是缺乏客观的资料以分析男女之间患癌的差别。

有一份不算很早的资料很值得珍视，它是意大利人斯顿（R.Stern）调查研究的成果。他生活的年代是18世纪下半叶至19世纪上半叶（1760～1839年），他对意大利的维罗纳地区做了首个男女癌症死亡率的调查分析。当时，他调查了一段时间内该地区男女所有死亡情况，对150673例尸体进行了研究，发现其中死于癌症的总人数是1136例，也就是说，死于癌症的只占总死亡人数的0.75%。之后，他进一步对男女死者进行分析，令人惊讶的是，一千多例死于癌症的患者中，男性仅为142例，女性则高达994例，男女比例为12.5：87.5，死于癌症的女性居然是男性的7倍之多。

而且，死于癌症的女性当中，约有1/3是因为乳腺癌，还有 1/3 是宫颈癌。当然，当时的死因归类应该是有缺陷的，因为他很可能没有做详细的尸体解剖，可能会漏掉一些死于癌症的人数，但这个比例对于男女来说应该是基本等同的。因此，这至少表明在当时，女性的癌症死亡率大大高于男性。

与斯顿的研究差不多时间，欧洲其他研究也记载了相类似的结果，只不过没有斯顿这么具体的数据。根据格里夫斯（M.Greaves）在《癌症：进化的遗产》一书中的记载，两百多年前（19 世纪初），英格兰、威尔士、巴黎和日内瓦的死亡统计分析都表明：女性癌症患者人数及死亡人数均大大超过男性，比例约为 3：1。

这里面有一个因素应该考虑，当时空气环境良好，卷烟还没有发明，男性癌症中的大头——肺癌，可以忽略不计。不管怎么说，历史上，至少两百多年前，癌症发病及死亡情况是男性大大低于女性的，女性处于 U 型的第一个顶点。

进一步分析表明：19 世纪中期至 20 世纪，男性的癌症发病率快速上升，很快就明显超过了女性。直到 21 世纪初以前，男性和女性的癌症发病率与死亡率的比例大概是 3：2，这时候男性明显占据主导。比如说，在 1973 年至 1975 年之间，中国的男性癌症发病率和女性发病率之比是 90：61，到了 20 世纪 90 年代初，两者的比例成为 123：66，仍是男性明显为多。我们认为，原因之一是男女发病都有上升。但由于卷烟的推广、快速的工业化、严重的环境污染等，促使肺癌、肝癌等成了主要癌症种类，男性癌症发病率显著上升，因为这些癌症种类更容易伤及在外工作的男性（包括男性抽烟、酗酒成瘾者）。与此同时，随着卫生条件的改善，原本发病率很高的宫颈癌、阴道癌等明显减少，使得整个女性癌症的罹患率有所下降。

改革开放以后的近三十年，这一变化趋势有了一个逆转。2006年进行的全国第三次癌症死因调查表明，虽然较长一段时间内，不论城市还是农村男性肿瘤和女性肿瘤的死亡率均呈上升趋势，但20世纪70年代到90年代，农村死亡率上升趋势明显快于城市，上升增幅分别为51.11%和36.60%。而从20世纪90年代到2006年，情况正好逆转过来了，城市的上升趋势明显快于农村，上升增幅是城市33.41%，农村20.50%。何以解释？

我们认为：改革开放初期，城市生活条件改善，原来中国以营养不良、生活方式粗糙为主因的"贫癌"在城市有所减缓，而农村则照旧，因此，出现了第一波的农村发病率/死亡率上升趋势明显快于城市之态势。

从20世纪90年代到今天，情况正好逆转，同一时间城市癌症的升幅居然是农村的1.6倍之多。到了2012年，这一趋势有增无减。最新的调查报告显示，现在城市的癌症发病率/死亡率显然高于农村，大中城市和发达城市高于一般城市，这个趋势非常明显。可以说，改革开放以后，城市取代农村变成了癌症的重灾区。这里面除了污染因素，还有更深层的原因，那就是生活节奏加快、压力增加。正是因为随着改革开放的深入，工业化的加速，污染日趋严重，城市生活节奏越来越快，生存压力日重，人际关系日趋紧张等，大大加速了城市人群癌症的发病及死亡趋势。

这里面，更值得关注的也许是男女之间升幅及比例的变化趋势。

全国肿瘤防治研究办公室和卫生部疾病预防控制司联合推出的《中国肿瘤死亡报告》（2010年，人民卫生出版社）表明，1973～1990年，城市人群癌症死亡变化的幅度是：男性上升了47.44%，女性上升了20.36%，也就是说，女性的上升幅度只是男性的一半不到。但是，到了1990～2004年期间，这个比值却颠倒过来了——男性上升了33.79%，女性则超过男性，上升了40.59%。从原本只有男性的42.92%（47.44：20.36），反弹为120.12%，反而多出了20%以上。需要强调的是，同一时期农村的男女癌症死亡变化趋势却不明显——1973～1990年，农村男性癌症死亡人数上升幅度是65.2%，女性是20.79%；到了1990～2004年期间，男性上升幅度为21.43%，女性则上升了18.1%，男女的升幅都比城市小，尽管男女之间的差异在缩小，但男性升幅仍然较大，女性仍然少于男性。

上述这种男女癌症死亡的差异化趋势，越是在发达的大中城市，越是典型，这一趋势在上海表现得最为鲜明。

上海市疾病防控中心在2009年三八节前期发表过的一组数据表明：上海女性比男性潜藏着更大的癌症危机。有专家分析后认定：1976～2009 年这三十三年间上海市市区男女性癌症发病率均呈持续上升趋势，但由于环境和生活方式等影响，与男性癌症发病率趋于稳定的情况相反，女性乳腺癌、卵巢癌、宫颈癌、肺癌等发病率呈现出年轻化趋势并发病数量快速上升。这三十三年间，该市市区的男女性癌症发病率均呈持续上升趋势，男性上升了 46.5%，女性则上升了 66.0%，女性增幅居然是男性的 1.42 倍，明显要快得多。除去老龄化和性别差异的影响，年龄标化发病率代表了环境和生活方式等可改变因素影响下的癌症发病风险。

从历史角度来看，癌症的发病与死亡情况，女性和男性总体都在上升过程中，但表现出不同的变化趋势。两百年来，女性呈现出一个 U 型变化曲线，这一半是因为男性的快速变化——近百年来，伴随着卷烟的出现及快速工业化，男性有一个因为抽烟、工作环境剧变、压力陡然增加而癌症发病率 / 死亡率快速上升的过程，其间，女性则一度相对下降。然而，到了改革开放后，或者说，女性更多地介入了现代城市的快节奏生活，崭新的、精彩的却高压力的生活，促使女性处于更大的压力、更快的节奏、更紧张的氛围下，女性癌症的发病率 / 死亡率快速上升趋势开始出现了反弹。甚至，在高压力的城市首次相对增幅大大超过了男性。其中，上海是最为典型的。

近期，大中城市妇女癌症发病率/死亡率增长幅度明显加快，佐证了上述分析。

对这一现象做何解释呢？专家们都有自己的见解。

多数专家认为：现代女性生活方式日益西化、饮食习惯不合理、频繁接触环境类雌激素、缺乏体育锻炼、肥胖，以及烟草污染等与癌症相关的危险因素，对女性这一波癌症发病及死亡率上升应该负有主要责任，这些因素威胁巨大，导致了她们的癌症发病率在现今状态下的反弹。

我们在十多年前还肯定了烹饪时的高温油烟对女性肺癌的增高也起到推波助澜的作用。

然而，这些解释又有其苍白无力之处，或者说漏洞百出。

第一，现代城市人群生活方式日益西化，不见得在这一点上女性比男性更赶潮流。并且，男性应酬频繁，抽烟酗酒，日夜颠倒的人数，明显多于女性。第二，关于饮食习惯问题，据我们观察，女性往往更为注重些，因为性别特点，她们更顾及体型，不会暴饮暴食。至于接触环境激素，也不见得女性比男性更多。缺乏体育锻炼则更是离谱，去看看城市小区，跳晨舞的，练晚操的，经常做锻炼的，女性大概是男性的数倍。中国的肥胖情况，也以男人为甚，应该说我们描写的男性成功人士，大都是胖胖的形象，大腹便便，且一副无所谓的架势，而女性则很惧怕肥胖，肥胖会让她们忐忑不安。至于说到烟草污染，那更有点勉强——上海男性主动吸烟率高达61.8%，女性仅为1.2%，相差不是一点点。而且，我们发现的女性癌症患者，大多都是财务、教师、中低层管理人员等，她们周边很少有人抽烟。

因此，我们一直认为二手烟污染导致女性患癌的说法虽有一定道理，但它所起的"作用"被大大严重地夸大了！。蓝领的女性操作工，特别是像环卫工人等，照理说她们更多地接触尾气等污染，但是她们患癌的比例却不高。随着思考的深入，我们坚定地认为，在这个问题上，人们忽略了一个重要因素——对于城市女性目前癌症发病率飙升的现象，日见加快的生活节奏，日益增剧的生存压力，日趋强化的工作紧张感，是推动城市女性癌症上升的"罪魁祸首"。

由于长期以来医学界的主流思想一直被传统的纯生物医学模式所禁锢，这一模式只是看重诸如细菌、病毒、基因、污染、饮食不良等有形之物，而忽略其他。因此，人们对压力、心理等似乎看不见的重要问题往往视而不见。

这，恰恰是我们最大的悲哀所在。

最新的癌症调查显示，女性的癌症发病率正在明显且快速地升高，而且大有年轻化的趋势。之所以如此，除了女性与男性共同的环境之外，女人细腻的心思、敏感的情绪等心理特点，应该是促使她们更多罹患癌症的重要诱因之一。

我在几年前写了一本书，叫《癌症只是慢性病》，选购者要么自己是癌症患者，要么家里亲朋好友有癌症患者，他们说，之所以想买这本书，是因为这个书名使癌症显得不那么可怕，敢于谈及癌症只是慢性病的实质。那本书也提示了人们，特别是女性，一个绕不过去的话题，就是慢性病和心病关系密切。

换句话说，虽然作为慢性病的癌症并不那么可怕了，但作为慢性病，它的发生概率也大——特别是和心理、情绪、个性有关时。而且，发不发病，病后发展如何，往往一定程度受控于自我精神心理。

何谓慢性病？它在中医学中属于"内伤杂病"范畴，指的是一些起病相对较为缓慢，病程较长，病理过程影响因素众多，且错综复杂，往往表现为非线性纠葛关系，症状常常缺乏典型性，每每明显影响当事者生存质量，大都迁延难愈的一大类疾病。

中医学之所以称其为"内伤杂病"，有两个重要因素：

其一，其发病的动力源自于"内伤"，其本意是指"非天降之，人自为之"，主要不是外界致病因素所致，往往源自内在自我长期生活方式不良、饮食或劳逸不当、心理压力过大等，大半属于今天所说的"生活方式病""心身疾病"。我在分析女性癌症发病历史上的 U 型变化之原因时，就明确指出必须把心理情绪等诸多综合因素考虑在内。

其二，病理过程每每从"内"而"外"，先有内在脏器或器官受损，慢慢才感觉到某些不适，此时一查，常常是问题已经很严重。与此同时，病情轻重或进展，常受制于自我的心理情绪状态及周遭环境等因素。

我在 20 世纪末主持全国专家主编《心身医学》专著时，就把癌症归因为"心身相关性疾病"。所谓心身相关性疾病，是指这类疾病发生、发展过程中心理情绪因素及压力等起着重要作用，这也是心身医学界的定论。我在 2005 年主编的《现代中医肿瘤学》中，更是较为详细地介绍了这方面概况。例如，国内 20 世纪 50 年代末进行的十八省市跨地域调查中就发现食管癌（当时国内食管癌发病率奇高）患者有一定的性格特点，且发病前两年到半年常常（55% ~ 70%）有巨大的情绪刺激（心理应激）。国际上，关于癌症与心理关系的研究论文更是不下千篇。米勒（1981 年）曾对两百余篇相关论文做了归纳，指出癌症的发生与心理因素有关。例如，无法解决的悲哀与乳腺癌关系密切，至少情绪应激可增强患者的癌症易患倾向，并可改变病程；癌症的治疗效果因患者的情绪与个性而异；确信已患癌症的患者，尽管进行早期治疗，往往迅速恶化致死，而对癌症持怀疑态度者却常常疗效较好；复发也与心理因素有关，很多人在复发前六至十八个月内有过严重的情绪应激；癌症患者发生强烈的偏执症状时，肿块的生长就缓慢；有许多自发痊愈的癌症患者是精神分裂症患者，等等。

因此，国际上出现了"心理肿瘤学"这一新兴的学科分支，且形成了相应的国际性研究组织，如欧洲便成立了癌症心理研究中心。

总之，癌症发生、发展的整个过程都与压力、情绪、个性心理等存在着密不可分的关联性。

城市女性癌症患者为什么会在近期明显增多？女性患者中又为什么偏偏是"好女人"占多数？其中，重要的一个环节也往往是一般人受成见束缚而难以看得到的真相，这些女性所承担的压力常常更大些，所经历的心理波动也每每更为剧烈。

中国古人很有智慧，他们早就提出心身合一论。所谓心身合一，就是说心身之间密切地相互影响着，你影响我，我左右你。中医学中就有著名的"五脏生五志（五种情绪）""五志伤五脏"之说，并强调内伤慢性病的诸多病因中，"七情内伤"是常见的、主要的致病原因之一。而且，有"上工守神"之重要理论，突出了防范治疗各种慢性病必须治心为先，重视情绪心理调整的原则。

我在 2006 ~ 2010 年间，承担主持了国家科技部的重点支撑项目亚健康的研究工作。研究中我们特别关注了心身之间的互动关系，揭示出了非常有趣且重要的相互关联性。

我把这种关联性称为"心身共轭"现象。

我们在调查研究中，把人常见的不适进行分类，其中，涉及身体不适的有九类：①疲劳；②消化不良；③睡眠障碍；④功能失调；⑤免疫力失调；⑥过敏；⑦过早衰老；⑧疼痛；⑨便秘。心理偏差则归纳为两种：①抑郁；②焦虑。社会因素则从四个方面分析：①社会支持；②社会压力；③社会适应；④自信满足感。由于中国人忌讳性生活问题，所以没有考虑进去。

同时，完成了全国 1.4 万多例的人群健康状态调查，并对调查获得的海量第一手资料借助"结构方程模型"（SEM）进行处理。处理后结果清晰地提示：心理与躯体之间存在着明确的"共轭现象"——心理因素强烈地影响躯体健康（路径系数为 0.79，非常之高。路径系数 1 为直接对应关系），而躯体对心理的影响为 0.14，较弱。此外，社会因素对躯体的影响，常是非直接的，需通过心理因素"中介"，而后才间接作用于躯体。社会因素对躯体的间接作用效应为两个路径系数的乘积（ $0.68 \times 0.79 \approx 0.54$ ），应该说这一影响也是比较强烈和明显的。

这个研究是国际上第一次用客观数据揭示心身之间互动关系的具体情况，这一结论最清楚不过地揭开了"社会→心理→躯体"的客观现象及其强弱程度。至少，它充分肯定了一点——社会因素影响着个体的精神心理，后者又进一步左右着个体的躯体健康。

我想，这也许就是国外医学界强调要用"社会—心理—生物医学模式"替代过去西方纯粹的"生物医学模式"的初衷所在吧。

何裕民如是说

在现实生活中，我们常常会发现，很多好女人尽管很优秀，但是她们常常成为很多癌症入侵的对象，而坏女人则恰恰相反，许多癌症都与她们绝缘。这种现象常常让我们感到很困惑，为什么会这样？其实，好女人容易得癌还真怪不了别人，主要还是由她们自己不健康的心理与行为等因素造成的。

关于心理因素对免疫系统影响的详细机理目前尚无定论，不过通常认为是通过心理→神经→内分泌→免疫等复杂的网络机制而产生作用的。从初步的研究结果来看，为维护、改善女性的免疫系统的功能，我们有必要对女人的心理作认真的分析和了解。

美国有位心理学家曾对150例恶性肿瘤的患者进行研究分析，结果发现有75%的患者具有这样几种心理特征和性格表现：常常独自生闷气，不善于将怒气表达出来；习惯将悲伤、恐惧、不安等负面情绪堆在心底，从不表现出来；具有很强的忍耐力和控制力，总是忍辱负重，做出让步；不善于拒绝别人，对别人的要求无论合理与否总是尽量地满足。

很显然，具有这几种心理特征和性格表现的女性，正是我

们常说的"老好人"。这种"老好人"的好脾气使她们对任何
事情都缺乏主见，将各种不快和压力都堆在自己心底，对大事
小事都忍辱负重。毫无疑问，她们承受了很大的压力，而这种
压力又反过来摧残了她们的免疫功能，增加了她们患癌的可能
性。

笔者接触的癌症患者中有这么一位女性，她是家里丈夫眼
中的好妻子，孩子眼中的好母亲，父母眼中的好儿媳，同事眼
中的好职员，亲朋好友眼中的好女人，生活习惯很健康，没有
可疑的癌症家族史，可是她竟然先后患有两种癌症。她身边的
人都大惑不解，这么好的人怎么能得癌呢？如果深入地了解这
位女性患者，就会发现她患癌的较深层次的原因：原来，她为
了做个好妻子、好母亲、好儿媳，在家里忍辱负重，即便受再
大的气也从不轻易发作，在单位里一团和气，即使出了什么事，
也总是顾全大局，委屈自己，在亲友邻里间也是如此。为了适
应周围环境，她可以说硬是把自己缩在了"蜗牛壳"里。然而，
这种一味充当"老好人"的做法，终给她带来了祸端。

在看病过程中，笔者还发现，许多性格非常温和、对别人
的要求都说好、遇事喜欢默默承受的女性老好人，最容易得的
疾病是乳腺癌，其次是肺癌、胃癌，还有卵巢癌。而那些心直
口快、性格率真、有脾气就发、有不满就说的女性，乳腺癌、
肺癌、胃癌是较少发生在她们的身上的。

鉴此，笔者建议，如果你是个有自我牺牲性格倾向的女性

老好人，你一定要学会借助心理专业医生的指导，加强自我修养，培养自己正确的知识见解和不为外在环境所左右的定力。对于自己应当付出的，你就要勇于奉献，对于自己正常合理的权利，你也要据理力争，将自我牺牲的"好人性格"改变为明朗坚定的性格，有所为有所不为，无忧无惧，敢于说"不"，尤其是要善于及时表达和宣泄情感，尽可能快地把内心的郁闷释放出来。这样一来，自然你就能较好地消解潜在的致癌祸根，防范可能加剧"内乱"的诸多因素，筑起你有效防癌的免疫系统大坝，防患于未然。

防癌抗癌新主张

一、学会说"不",养成"不"习惯

经常有人称赞女性"老好人",是人见人爱的绝代好女人,但是女性老好人一定好吗?也许对别人而言,这样的女人确实不赖。但是对身为女人的你本人而言,却未必。

为什么这么说呢?因为,心理学家早已经指出,对他人过于友善、不懂得拒绝他人实际上是一种病态,名为"取悦病",也就是不断以给予的方式取悦于人,为满足对方要求,从不对人说"不"。

过分取悦他人的女性"老好人",还可能会付出高昂代价,譬如活在对拒绝和失败的恐惧中,失去自我,时常自我责备,对人际关系缺乏安全感,无力抉择,疲于追求完美等。这种极度压抑的心理,无疑为癌症的滋生提供了肥沃土壤。因此,为了自己的心理健康,远离癌症的困扰,作为女性老好人,你势必要改变这种过度与人为善、不懂得向别人说"不"的习惯。

"不"字尽管写起来容易,但做起来却并不容易。其实,当你不愿意时,你就应该勇敢地说"不"。记得喜剧大师卓别林先生曾说过一句话:"学会说'不'吧,你的生活将会更加的美好。"

当然，拒绝的理由可以是多种多样的，有的人喜欢你直截了当地告诉他拒绝的理由是什么；有的人则需要你以委婉含蓄的方法拒绝他。各有各的不同。在此笔者提供几种说"不"的建议，你可以根据自身情况，做出适于自己的选择：

（一）表述客观理由

向对方说"不"，千万不要让对方感觉到是你主观上不想帮忙，而要向对方表述你拒绝的客观理由，比如说是你自己的能力达不到，或者是社会条件不允许等等。应该说，这些情况是对方也可以认同的，所以当你以这些所谓的客观理由来拒绝对方时，对方也比较能理解你的苦衷。

（二）采用肢体语言

有时直接向对方说"不"，的确很让人难以启齿。也许你在心中也演练了许多次该怎么去说，但是每当面对对方时却又支支吾吾，说不到正题上面。那么在这时候，你就不妨采用肢体语言去进行拒绝。比如，采用大家都能理解的"摇头"（通常表示否定）就是很好的方式，别人一看你摇头，就会明白你已经拒绝了他，之后你就不用再多说了。

（三）采取迂回战术

在许多敏感的问题上面，在不好直接说"不"的时候，对你来说，采取迂回战术，转移话题也不失为一个好办法。当然，如果你另有恰当的理由也行，不过你要特别注意运用语气的转折。这样做，不答应对方，但也不至于因此而惹恼对方。

（四）暂不给予答复

如果是你向人家承诺过的事情，不给予答复显然是不合适的，这里所说的暂不给予答复，主要是指对方向你提出了某种要求，而你却迟迟没有答应对方，只是表示要继续研究研究或考虑考虑。在这种情形之下，对方可能就领会到你是不太愿意答应的。自然，对方也会很识趣地不强迫你了。

二、改善生活方式，调整营养结构

癌症不仅是一种慢性病，还是一种生活方式病。这就和你怎么吃、怎么工作、怎么起居有很大关系。今天城市女性癌症患者中很大一部分是吃出来的，因为我们快速进入了小康社会，餐桌丰盛起来了，营养过剩了。肠癌、胃癌、乳腺癌、胰腺癌，包括一部分肝癌，往往是营养过剩造成的，所以要管好嘴。还有就是和坏习惯有关，比如说抽烟、酗酒、不良性行为等。很多女性食管癌患者喝酒，结果把食管给烧坏了。所以，要防癌，首先你要管好自己的嘴，管好自己的坏习惯。

过去认为三分之一的癌症可以避免发生，今天，我明确地告诉你，至少有 50% 的癌症可以避免发生或者减缓发生，不让它在五十岁之前发生，让它到八十岁甚至九十岁才发生。完全避免癌症是不可能的，但减缓了危机就等于减少了癌症。

其实，癌症的防范并不高深，根据上面所说的癌症特点，以下四点需要你特别注意：

1. 真正要把健康意识放到第一位。太多的人活着的时候什么都重要，唯独健康不重要，而生了病以后什么都不重要了，唯独健康最重要。

2. 维护自身健康和维护他人健康。比如到处乱吐痰，既危害了自己的形象，也危害了别人。做到这点要学会宽容，学会包容，创造一个宽松的人文环境。

3. 尽可能避免或减少促癌因素。癌症是很多因素促成的，不是单一因素。除了遗传因素之外，很多成年人是多种因素促成的。如果减少了促癌因素，就少了一分患癌的可能性。

4. 特别强调要抓住临界点、临界区域，及时调整身心。每个人都有一个临界状态，尽管这个临界状态比较高深，但是每个人都能够意识到。比如有的人前段时间好好的，一场剧烈的情绪波动，三至四个月以后就患癌了，这个情绪波动就是促癌因素。

三、罹患癌症的女性，慎用补品

中国人好补，是出了名的。民间好补，可能起自汉唐。宋之名医张子和就曾批判过习惯于滥补这类风尚，讽刺说，患者明明因医生误补致毙，临死前他还感激医生，说："医师补我，何过之有？"

好补之风在南方，特别是物产丰盛的东南沿海尤甚。在癌症患者中，更是普遍。经济条件稍好的癌症患者大都在吃补药，其中，最值得指出，也常常危害较甚的是滥用各种参类和过食蛋白粉。

20世纪80年代末，我们的实验研究表明：荷癌小鼠灌给人参煎浸膏后，生存期明显缩短，尽管吃了"参汤"后，这些小鼠的初起活力增加，体能有所改善，但很快进入衰竭期。江苏有临床观察表明，乳腺癌患者服用人参后，长期疗效与不用人参者相比较更差。我们的临床研究也提示了类似现象。

何也？其实结论不难得出。人参多数情况下，可以加强机体的新陈代谢，表现出饮食增加、体力增加、免疫提高等。但是，人参除刺激机体正常组织细胞的代谢增强外，对异化了的癌细胞同样有着增强代谢之功。换句话说，在参类（生晒参、高丽参、白参、西洋参等差不多）的刺激下，正常细胞和异常细胞的活力都被调动起来，好的坏的一起补，其后果许多情况下是可怕的。因为这时癌细胞的繁殖能力本就大大强于正常组织细胞，它的叠加效应和最后结果绝对是弊大于利的恶果。所以，实验荷癌老鼠灌了"人参汤"的初期，可表现为活力增加，体能改善，但很快进入衰竭期，死得更快。

因此，除非你是高龄老年（或体质很弱的）患者，我们偶尔主张小剂量人参类补药适当地补益一下。一般情况下，我们视人参等为"火上加油"之剂，建议你避而远之。要改善自身体质，你不妨使用其他多种方法，比如说，可改用其他比较温和的中医药，如黄芪、灵芝、沙参、太子参等。

近几年，癌症患者食用蛋白粉，似乎成了风尚，在此笔者不得不告诉你，其实，这是一大误区。

胡某是笔者的老患者，求诊时乳腺癌局部伤口溃疡，肿块呈菜花状，向外突起。笔者试用外敷"消瘤粉""消瘤散"，加上内服中药零毒抑瘤剂后，大有改善。坏死组织成片脱落，伤口变小、结痂。

亲属来看她，送了几罐蛋白粉，由于听笔者的建议，初起不敢贸然服用。一段时间后，因感冒体力较差，胃口欠佳，经不住老伴相劝，食用一周蛋白粉后，体力稍增，胃口似好些，然而，每日注意伤口的她，突然发现原来已平整了的胸壁又长出了菜花样组织，且长势很快。知道坏事了，旋即停用。

加强中药调治后，又渐见平整、缩小。念蛋白粉保质期将过，另一方面也听信他人之说，总认为补是没坏处的，上次可能是偶然。胡某大胆再吃一次，仅二三日，伤口即见变化，流脂水增多，组织隆起。到此时方坚信蛋白粉也同时补了"癌细胞"，也促进癌细胞疯长，以后再也不敢食用了。

其实，我们最早是在肝癌患者中注意到这类现象的。肝癌患者大多伴有低蛋白血症，常要补充白蛋白之类。有条件的家庭常每隔一日打一针。我们在观察中发现，频繁补充白蛋白时期，很多患者肝内的肿块就迅速长大，也有的肝癌患者食用蛋白粉后出现同样的结局。有一个肺癌左颈骨淋巴转移的患者，淋巴结肿块已明显控制，食用蛋白粉半个多月后，明显增大。类似的情况太多了，让我们悟出一点，癌症患者最好不要滥补了。

其实，滥补有害的道理很容易理解，今天城市里多见的女性癌症，大多属"富贵癌"，本即营养过剩所致，故国外有"饿死癌细胞"一说（尽管对此说我们持保留意见）。而蛋白粉之类，既是机体代谢所必需的，在增强代谢、改善营养的同时，也为癌细胞的快速繁殖，源源不断地输送了营养。两者相取，孰重孰轻，昭然若揭。

基于此，我郑重地劝告城市女性姐妹，适当的补充营养是可以的，这以调整改善食疗方案为主，因为药补不如食补。滥用补药是万万不可的，尤其是"参"类与蛋白粉等食物。

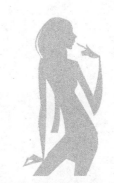

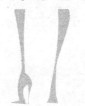

第二种
癌症最爱遇事较真的杠头女

病例回放：固执认死理的人并不多，但较真儿的人在癌症患者中大有人在。

病理解说：认死理绝非健康行为，要设法从劣性情景刺激中走出来。

何裕民如是说：爱较真的女人一旦患癌，其较真、执拗的个性也明显地不利于癌症的治疗和康复。

防癌抗癌新主张：1. 从改变不良性格做起；2. 想得开，不患癌；3. 揣着明白装糊涂。

病例回放

有个女患者给我留下了特别深的印象。她是某直辖市的审计局领导，人很精神、利索，一看就是个女强人。那天，她拿着我的《癌症只是慢性病》，并带着一个助手来找我，开门见山地说："教授，如果我早看到你这本书，我就可以少吃很多苦头了。"我问她为什么，她说她从1992年开始就不断患癌，十八年间，前前后后一共患了4种癌。而且，都是独立的，非转移性的。最先是肾癌，然后，两侧先后分别是乳腺癌，且都是单独发展的，非转移过去的，几年前又患了肺癌。她始终不理解，她生活很有规律，有轻度洁癖，从来不乱吃，而且，祖上父亲母亲两条家族谱系中都没有癌症病史，不知道为什么多次患癌，这让她很郁闷。看了我的《癌症只是慢性病》后，她总算解开了这个疙瘩。因为她是搞审计出身，个性好强、拼命工作，从最基层干起，一步步提升，很早就提了副厅，她对下面的人所做的（审计）一切都不放心，都要自己亲自审核过。她自我调侃说："我也知道，下面的人都怕我、恨我、嫉妒我，但我是领导啊，在他们上面，能力又比他们强。所以，我每一次患癌，部分人都会暗中庆幸。"但她自认为体质不错，每患一次癌，不久就康复了。但是，她就是解不开这个"疙瘩"——为什么老是我"中奖"？为什么我会接连不断地被盯上？

现在，她总算明白了，她十八年中为什么会接连患4种癌，主要原因就在于自己太较真，太追求完美了。什么都要做到最好。对别人一点不放心，一定要亲力亲为。作为她这样的领导，管得这么严格，上上下下人际关系绝不可能轻松。如此，自我始终处于持续的高压状态。因此，就容易被癌症盯上。

这种情况非常常见，我在临床中反复碰到。

近期，某大公司的财务总监，属大型国企的领导，也算是个副厅级的干部，她退休了，六十二岁的时候来找我，两个女儿陪着她来。她也十多年间患了4种癌，唯一不同的是她两侧单独性的乳腺癌，一次肺癌，最近又发现甲状腺有癌变。我明确地告诉她，这次甲状腺癌肯定是原发的，不可能是其他地方转移过来的。她也纳闷地跟我说："搞不清楚，我为什么会生这么多癌？没有理由要这样惩罚我，我又没有做错什么。"其实，她的情况与上述病患如出一辙，都是长期过于较真造成的。进一步说：乳腺癌和甲状腺癌都和内分泌有关，肺癌则和压力及免疫有关系。她在求我看病的时候，还是那样个性不改，一字一句都要较真到底，什么都要弄得清清楚楚。

我帮助她分析。你想过没有，为什么会这样反复地被癌症盯上？她说："我生活很有规律，吃睡都很好啊，家庭也和睦，祖上也没有癌症历史，我也不知道。"

　　我就举了上述例子，同时进一步帮助她分析。作为一家超大型公司的财务总监，工作压力可想而知，一位女性能做到财务总监，能力也可想而知，你说你什么恶习都没有，完全可能，唯一合理的解释绝对不是生活方式不当，而是压力与个性问题，你凡事太较真了。她两个女儿接连点头，充分肯定了我的判断，她则似有所悟。现在，她还在治疗中，情况倒还不错。

　　在我接触过的女性癌症患者中，生过独立的多个癌的很是普遍，而且都集中在乳腺、卵巢、肾癌、甲状腺癌、肺癌、胃癌这些癌种上。可以说，一次又一次被癌盯上的女性并不少见，且集中在财务、教师及办公室中低层管理者之中。

　　对这类女性病情的纠治，如果不着力于适度优化其个性，适当改善她们的过于较真的生活态度，仅仅依赖药物或手术，也只能是事倍功半。

　　我在临床中还发现，那些生性认真，甚至较真的人，容易患消化道癌症，尤其是胃癌。临床上很多有较严谨职业背景的人，比如一些搞工程技术、党务、数学（比如统计、审计）或工作与财税有关的人，常属此等类型。搞工程技术的，一个小数点也不能错，错了一座楼就可能塌了；做党务的也属于服务性工作，上面要对领导交代，下面要对群众负责，所以说话办事都要很有分寸，否则就容易引起误解；财税方面的更是，稍微一错神，就可能造成不能挽回的经济损失……这种职业的要求久而久之就会影响到她们的个性，泛化为她们的生活行为准则。即便下了班，离开了岗位，仍旧恪守这种习惯。她们不知道，这种习以为常的个性，是各种癌症悄悄地盯上她们的潜在因素。而且，这种爱较真的女人一旦患癌，其较真、执拗的个性，也明显地不利于癌症的治疗和身体康复。

有一位胡女士，原先得了肠癌，手术化疗后不久又转移到肝脏，她来找我看病时，肝脏转移正在治疗中。我与她接触的第一时间就猜出她是工程师，因为她给我看的病史，和她自己总结的检查指标变化，都用柱状图、曲线图清晰地标明了，哪怕一个指标这次比上次高了 1% ~ 2%，她都会如临大敌，认死理地要弄个明明白白，像做科研一样严谨规矩。

当时，我就批评了她这种爱较真的态度，她却不以为然，认为自己搞了一辈子桥梁设计，事事认真负责，也因此能出成绩，并认为这是很好的处事方式。

一直到现在她还是搞不明白，她的癌症发现时还是早期，科学治疗，化疗了六次，病情明明已经好转，状况一切都好，可是后来不知道为什么又复发转移了。而且，几年来，指标一直不稳定，她觉得这是科学解释不了的问题。

对于这么一个时时刻刻都爱较真，生活几乎刻板的女强人，我只能明确地告诉她，生物学、医学本身就是不确定性的科学，与工程学截然不同。物理学、工程学是讲定律的，一就是一，常压下，水到 100℃ 就会沸腾。生物学则是讲概率的，白细胞到达 $10000/mm^3$（ $10 \times 10^9/L$ ）， 50% ~ 60% 可能是细菌感染，

10% ～ 20% 可能是应激反应，5% ～ 10% 可能是个体差异，还有 10% 可能是例外情况，也许，还有 5% ～ 10% 什么都不是，或者只是一次检查误差。

更何况，人体不是机器，不是坏了一个零件，换上个新的就一了百了。与身体总体相关的各个组成部分，它们相互间的变化是很微妙的，很多环节错综地纠葛在一起，不可能产生"一刀切"的效果，也更不能采取"一刀切"的生硬治疗，手术完了，不等于病情控制了。而且，这种"生硬"的期待对她的康复十分不利。

我建议她在生活中万事放松，把事情简单化，学会二八区分，不要逢事就一定要问个明明白白，否则的话，心理上一定很累，没有松弛，不利于内环境稳定，而且，肯定干扰神经、内分泌及免疫等的功能状态，无助于疾病的控制与康复。她的复发转移，一定程度上与她这种个性有关，不要完全怪罪于医生的失误。

她的丈夫也在一旁，非常认同我的分析，而且一再证实自己的妻子几十年来过日子已经处于"程序化"的状态，事事过分认真，从来不尝试放松的机会。为此，他们的日子中没有简单生活的愉悦。

我又建议她，学学郑板桥"难得糊涂"。告诉她，生活上，学会"难得糊涂"是种境界，是种合理、健康且科学的生活方式，并举"和谐"概念加以引申：和谐，某种意义上就是学会必要时"妥协"，而且，首先要学会自我"妥协"。多次类似的谈话后，她的个性真的改变了不少，开始学着放松，心态平和淡定了许多。此后，她配合中医药治疗也很认真。在这之前，她肯定是半个月一查指标，准时准点，一点不含糊，像监控实验数据一样，严格守时地监控着自己的癌症变化征兆、身体情况，光是这一点，就压得她和家人喘不过气来，每次等待指标的过程，全家都像判了死刑缓期执行一样难耐。

和她反复交流一段时间后，她开始放松了下来，也不再半月一查指标了，改为三至四个月一查，对于指标高低也不过分在意和计较，至少不再像过去那样以表格的形式记录变化了。大约半年后，她的指标倒真的开始稳定了，一直到今天，可以说完全康复了。

由此看来，做女人，你还真不能太较真。

谁都知道，走不出劣性心理刺激，最后受伤的一定是自己。然而，女性和男性不一样，相对来说，男性抗压及自我调整能力强一些，女性更重情感，对于劣性刺激的耐受及抗压性更差些，还很有可能持久发酵，难以消退，她们因此而发展成癌症的情况，并非罕见，岂不悲哉？

有个案例很值得一提：有个女性患者，五十多岁，患了结肠癌找我看病。应该说，结肠癌和个性及情绪关系不算很密切，但她是例外。

来看门诊的时候，她开场白就是："我知道我为什么会生这个病，我大便一直不好，一直有肠炎，但这都不是最重要的，最重要的是我的领导坑了我，几年后，我就患癌了。"我觉得她的话有其他含义，就问她怎么回事。她说，她和我年龄差不多，在研究机构工作，初期很有成效，她早在三十八九岁就应该像我一样提副教授或副研究员了（看来她已经研究过我的经历了），她当时成绩突出，但不会溜须拍马，只会直来直去提意见。研究所的党委书记很不喜欢她，总是压制她，也不给她提职称，而能力不强但和领导关系好的反倒提上去了。她当时很生气，从那以后，天天上访，天天告。最后，领导被调走了，新领导依旧也不是那么喜欢她，这让她很郁闷。十多年后，就被癌盯上了。我很关心地问她，你这些年在干吗。她说我一直在上访，一直在告。我说你这样做有意义吗？她说："他们为什么要欺负我？他们为什么要把我拽下去？"我就追问她："其实你从三十八九岁到五十多岁这段时间只为一件事情而活着，目标只有一个，你亏不亏？你最宝贵的一段时间就这样消磨掉了，最后，给你的结果却是癌症。"她说："那不对啊！他们怎么能够这样对待知识分子？"她的耿耿于怀让我真的很无语。

所以认死理绝非健康行为。我一直鼓励任何事情都要向前看，很多事情过去就过去了，千万不能沉迷于过去，我们暂且不去辨析对和错，这个世界，谁没有曲折坎坷，如果就此耿耿于怀，不仅没法前进，而且很容易赔上健康。像她这样，十多年持续这种状态，不仅学术生涯完了，健康也没了。就像她自己说的："到现在既没课题，房子也分不上，什么都没了。他害了我一辈子，最后，还让我生了癌。"回过头来看，也许她说的都对，但她不应该首先自我检讨吗？只因为这一件事，用将近一辈子的时间要搞个明白，把一生都赔上去了，最后获得了这个东西（癌症），真的值得吗？

像她这样固执认死理的不多，但类似的情结在癌症女患者中大有人在。金元名医朱丹溪记录过一个案例：因与公公婆婆一起到亲属家赴宴，该女性上桌的座次失序了，坐错了，当场被婆婆指出，令其难堪。不久，她患了重病，嘴里总是说：奴奴不是，奴奴不是……几个月后死于癌症。

临床上，更多看见的是婆婆生了癌，数落说都是媳妇害的，或者媳妇有了肿瘤，怨恨是婆婆害的，老婆呢，就说是老公害的。一位相当级别的领导干部，她八十多高龄的老母亲生了卵巢癌，邀我会诊，母亲在我面前数落着说，都是这领导的父亲年轻时害的，她一辈子都记着。弄得该领导很尴尬，我也很不自在。

其实，数落、抱怨一点意义也没有。故告诫姐妹们，一定要设法从劣性情景刺激中走出来，千万别认死理，耿耿于怀，否则，将严重伤及自己。

病理解说

做女人，是需要聪明和智慧的，但聪明不等于智慧，聪明是纯粹的智商，智慧还牵扯到情商。只有智商，情商不高的女人，有小聪明，还是没有"活明白"。所谓"活明白"了，其实说的是人在社会中与人打交道的能力，也就是生存能力。"活明白"的人，知道哪里应该糊涂些，哪里值得明白些。所谓小聪明、大糊涂，乃真糊涂、假智慧，而大聪明、小糊涂则是假糊涂、真智慧。我强调的是要会"二八分"，所谓"二"，指那些重要的，须认真对待，不宜马虎，剩下的，大都不太重要，学会糊涂点更好。

做个"好女人"，更要难得糊涂，这才是明白的女人。

现实社会中，人生之路错综复杂，盘根错节。有时候，哪怕是装糊涂，不丧失原则和人格，或为了长远，哪怕暂时忍一忍，受点委屈也值得。

俗话说："心中有数（树），就不是荒山。"有时候，事情逼到了那个份儿上，你就玩一次智慧，揣着明白装糊涂，表面上给人一个"模糊数学"，让人丈二和尚摸不着头脑，更是救了自己。只要不是丧失做人原则的，暂时受点委屈又有什么关系呢？世事难料，时间久了，自然真相大白。因此，难得糊涂不失为抹平心中沟壑的好方法。

人海茫茫，前进的道路曲折而又艰辛，许多非原则的事情你根本不必过分纠缠、计较。凡事都去认个真、较个劲，就会给自己多设置一条障碍、多添加一道樊篱。许多"好女人"就是在这一点上转不过弯来，因此，付出了惨重的代价。

这个道理，自然也适用于养生康复领域，特别是在肿瘤治疗或康复过程中。临床上，我常把郑板桥的"难得糊涂"这个格言送给一些女性患友，因为她们都"太聪明"。

我的一个肺癌女患者，是个官员，开刀后，开始是由丈夫陪同来看门诊的，丈夫对医生千叮咛万嘱咐，千万不能告诉她实情。

其实，以她的文化水准和对医学的了解，心知肚明自己患了癌症。但她很有趣，每次来总是打诨："何医师，我其实是没有病的，肺内不是什么大事，良性的，也不需要化疗。你看，我现在多好啊，吃得下，睡得着，也没有咳嗽。前几天刚刚出差到泰国和大马，天天急着赶路，同行的伙伴都很累，可是我一点都没觉得费劲。我感觉自己没任何毛病，你只需开方给我调补调补，抗抗衰老就可以了，女人嘛，怕老。"每次说完，都狡黠地一笑。

我与她之间只是心照不宣而已，没有必要捅破这张纸，但必须认真对待。这张纸，也许对她，还存在一丝的幻觉——可能不是恶性的癌症。我非常欣赏她这种"揣着明白装糊涂"的生活态度，不是她不知道，而是她刻意地回避负面的心理情绪，不去强化它们，这样是很有用的，非常有助于调节情绪，改善生理功能，调整免疫，促进康复。

从这个事例中，希望女性朋友能受到一些启发。也许你的病情与她们不同，但是在对待自己身体的某些变化时，你同样可以持有这种"揣着明白装糊涂"的态度。

当然，我们也必须承认，对于癌症治疗和康复这么一件大事，让你装作啥都不知道故意犯糊涂，也绝非易事。如果没有深厚的涵养和良好的心理素质，也很难做到这一点。但是，为了早日摆脱癌症的纠缠，这确实是很好的方法，值得你尽力而为。

何以过于认真、较真或追求完美的女性更容易患癌或其他疾病呢？可以用我创造的一个"弦崩理论"来解释。

大家一定看到过影视剧里面主人公弹着的琴弦，弹着弹着，弦崩断了，这常常预示着要发生大问题。

其实，玩弦乐的乐师都知道一个规律：表演完或者玩过后，一定要把琴弦松一松。为什么要松一松？第一，不松，弦会疲惫，以后再弹，它会走调。第二，时间长了，弦会崩断的。

那么，日常生活何尝不是这样。

玩车的都知道，再好的车，你持续让它高速运转，要不了多久，这辆车肯定不行了，因为持续疲劳。为什么我们城市的出租车，再好的车，三五年下来后，整个车身都震个不停，甚至会报废，同样的家庭车就没这种情况，因为前者持续处于疲劳状态。

特别较真、追求完美的人，他做什么事情，精神都绷得很紧，什么事情都看得很重，什么事情都要做到最好，那不正是琴弦始终绷得紧紧的？说不定哪一天它就崩断了。有个患者就告诉我这个情况："我经常晚上突然醒来，想起白天一件事情没做好，非常遗憾。这一夜就会一直在想啊想啊，想着怎么来补救。"这样始终绷紧"琴弦"不崩断了才怪呢，只是人们并不知道它什么时候会崩断。

现在，你应该知道了吧，太过认真的女人容易得癌症。之所以会出现这种情况，在笔者看来，这都是压力惹的祸。笔者这样说，可能有人要抬杠了，心情不好压力大，男人还超过女人呢。那为什么同样原因，女人又容易比男人得癌呢？这可能是因为女人比男人，在自我解压能力上的差别有关。一般来说，男人压力是大，但男人对很多事通常是"难得糊涂"，而且有的还会借助多种通路自我释放，而太过认真的女人，就很难过这一关。

人们常说："女人不能不认真，女人不能太认真。"身为女人，你到底该不该认真呢？笔者以为，这要视场合而定。钻研学问你要讲究认真，面对大是大非的问题你更要讲究认真，而对于一些无关大局的琐事，你就不必太较真。不看对象，不分地点刻板地认真，那是固执，是较真，这会使你处于一种尴尬的境地，处处被动受阻，更为严重的是，这还有可能会让你与各种癌症不期而遇。这就是我们强调的"二八分"，或者"三七分"，其中百分之二三十需极其认真，剩余的七八十看情况而定，大都无须过分较真。

在我们的日常生活中，不管什么事，没有比自己身体健康的事更大了。这个道理，绝大多数人是弄不明白的。但肯定有一天会明白，那就是躺在医院病床上被癌症折磨得死去活来的时候。但已悔之晚矣。

所以说，做女人不必太认真。幸福和快乐没有什么特别的条件，只是你心中的一种感觉而已。看待一件事情不如换个角度，换种心情，以退为进，可能更容易达到你想要达到的目的。当然，活着不是为了最后的目的，其中的过程也是很重要的。

然而，不认真不代表女人就可以轻浮、浅薄。人生很短暂，一不留神你就会浪费你的青春，不要等回头看时，看见的只有一路的沉重和伤痕。你也可以云淡风轻的去谱写属于自己的生活。

何裕民如是说

女人，千万别较真，而且是千万别跟自己较真。不管什么时候，女人一旦较真，就输了。女人一旦较真，很多情况下闹得两败俱伤。可这样的道理，很多女人并不明白。

无论生活还是工作，有些女人总喜欢什么事都知道，什么事都由自己来做主，这怎么能行呢？要知道你只是一个女人，又不是上帝。再说了，上帝还要抽空打个盹儿呢，更何况女人乎？

当然，什么事都喜欢大包大揽，这样的开始，也许可以说你很能干，可时间长了，你自己不仅活得累，而且还压力过重。结果，还不到三十岁，你就因为身上背负的种种重担而喘不过气来了，本来还朝气蓬勃，却开始丢三落四，啰里啰唆，脸色蜡黄，性格越来越差自己还感觉不到。更为严重的是，各种各样的癌症也开始慢慢地向你靠近。

性格是个人对自己、对他人和对现实环境所采取的态度和习惯化了的行为方式。性格具有独特性和相对稳定性的心理特征。

人们常说，一个从小养成的性格特征，将长期影响整个心理活动，甚至可以说"终身难改"，这就是"三岁看老""江山易改，本性难移"的内在含意。因此，性格对女人的身心具有重大的影响和作用，健全的性格常常是健康的身体和良好心理状态的标志。躯体和心理健康者必须是一位性格健全者。

性格与女人的癌症关系密切。据有关心身医学统计调查显示，女性癌症患者常具有某些特定的性格特征，这就是我们在日常生活中经常听到"癌型性格"一说。癌型性格，就是说具有这种性格的女性较其他性格的女性更容易患癌。

那么，到底哪些性格的女性容易患癌呢？国外有学者认为：赋性懦弱，具有孤独、沉默、冷漠、内向、忧郁的人，即所谓C型行为者，相对而言比较容易罹患癌症，但也有研究资料不很支持这种说法。的确，不同癌症有着不同的性格或心理特征，但根据我们的研究，有几类情况值得特别提出。比如说，长期爱较真、拘谨，习惯于在大众面前掩饰自己内心，不轻易表达自己情感，有愤怒或不满只会自我压抑、"打掉了牙齿往自己肚里咽"的女性，更容易患胃癌。又如，二十岁上下的年轻女性容易患脑瘤与淋巴癌，而这类患者大多内向、听话、孤独，或较真，不好交往。

有人通过对1000多名女性的心理和健康状况的观察和追踪分析，发现凡是与他人较疏远或惹是生非的女人，二三十年后她们比其他女性更容易患胃癌、胰腺癌、直肠癌、结肠癌等消化系统癌症及乳腺癌、卵巢癌等妇科癌症。调查还显示，那些性格忧郁、感情不外露的女学生患癌的危险性比性格开朗的高出4.3倍。

防癌抗癌新主张

一、从改变不良性格做起

在当今各种竞争相当激烈的社会环境中，只有具备良好的心理素质，才能对付和化解来自方方面面的应激反应。但对于性格内向的女性，往往会加重心理负担。这些女性从表面上看逆来顺受，然而其内心却是怨气冲天，情绪压抑，自生闷气，有的是在生活中碰到鸡毛蒜皮的小事，便处于惶惶不安的紧张状态。凡此种种的负面情绪，势必会影响大脑中枢神经系统、内分泌系统和免疫系统的功能，导致免疫力下降，无形中起到促发癌症的作用。

对于性格内向的癌症患者，由于自己不能有效地解脱心理危机，其治疗效果亦往往差于那些乐观开朗的患者。明白了这一道理后，如果你具有"癌症性格"的话，要想远离癌症，你就要懂得先从改变这种不良性格做起，具体地说，即平时在待人接物之时，要注意在内心深处做到不怨不哀，逐渐祛除心胸狭隘，进而达到襟怀宽广的境界。学会正确对待和应付生活中的不良刺激，及时宣泄胸中的郁闷，多些兴趣和爱好，使情绪处于愉悦之中。心里若有解不开的疙瘩，尽可去看心理医生，进行心理咨询和心理治疗，以化解心灵上的阴霾。

总之，只要你能变得乐观开朗，胸襟开阔，坦荡豁达，你就会自然而然地增强抵御癌症侵袭的能力。

二、想得开，不患癌

自古以来，人们就认为心理因素和身体疾病密切相关。长期有压力，不善于释放，就容易患癌。不是说压力重就一定会患癌，只有任何事情都变成包袱背起来的女人才会患癌。因此，作为女人，你一定要学会释放或者转化压力，遇事一定要想得开。

笔者看了几十年的癌症，也积累了不少经验，在此，笔者教给你一些实用招数，希望它们会有助于你释放压力，走出抑郁，稳定心理，优化个性，让癌症从你身边绕道而行。

（一）学学阿Q，自找平衡

鲁迅笔下的阿Q是一个反面教材，傻乎乎的。但是我明确告诉你，阿Q是不会患癌的，即便阿Q患了癌以后也会康复得很好。爱较真是健康的敌人。如果你有爱较真的毛病，我建议你不妨学学阿Q，稀里糊涂，大智若愚，至少可以平衡一下心理，稳定自己的情绪。

（二）不要去做无谓的联想

很多女人有这样一个习惯，她的思维模式是：如果这样……，结果一定那样……实际上，一件事情的结果常常有多种可能性，即使这里面有一个弯，这边过不去，也许柳暗花明，也许曲径通幽，所以我们常说"塞翁失马，焉知非福。"俗话说："车到山前必有路，船到桥头自然直。"很多事情并不总如你想象的那么糟，因为世间万物总在不断选择，不断变化，所以你根本没有必要去做那些无谓的联想。

（三）活在当下，设置短期目标

当你碰到了一些坎坷和问题时，你该怎么办呢？首先你要学会享受今天，今天要过得好。然后设定一个目标，往这个目标走下去。但这个目标不要太高，要把短期目标设置好，然后不断延伸，把目标不断提高，如果目标太高，达不到，你就会心灰意冷。一点一点不断地延伸，你就会不断取得成功。

（四）善于表达情感，及时宣泄郁闷

作为情感动物，每个人都需要宣泄，而且要善于宣泄，尤其是女性朋友。也许你会说，你压根就没有向人倾诉的习惯。可即便如此，你也可以到自然界倾诉，可以通过培养各种兴趣爱好来宣泄。总之，要想保持健康，你就要有多种宣泄途径，学会倾诉。

（五）多结交朋友，取得"社会支持"

通常来讲，一个人的社会支持度越高，其身心越容易健康，患癌的可能性越低，即使出了一点问题也容易康复。交朋友便是你取得这种社会支持的最好方式，只不过交朋友，你要注意结交那种真心朋友，要能够随时倾诉的朋友。

（六）培养多种爱好，有助减压

研究表明，女性的兴趣爱好通常比男性窄多了，而兴趣和

爱好，对女人的健康往往有着很大的影响。所以，女人，尤其是退休以后的上了年龄的女性，千万不要老两口你看着我、我看着你，这样早晚要郁闷出问题的。琴棋书画也好，种花养鸟也好，打打麻将也好，只要把握好一个度，都有助于你释放压力。

（七）读本好书，优化性情

经常读好书有助于舒缓情绪、解除忧郁。朱熹就曾经提出"学习优化情性"，但千万不要死读书。比如，有些女性患者专门去看各种癌症书，越看越不懂，越不懂越着急，其实这些专业书你根本就不用看。

（八）学会慢生活，享受其中

城市里的女性患癌，常常与强压力、快节奏的生活有一定关系。因此，学会慢生活，享受生活至关重要。也许，你会说，没有办法，事情太多。其实，事情永远干不完，少了你，地球照样转。

（九）了解心身周期性变化规律

要知道，任何女人的情绪、心理、体力都是有周期性变化的。在情绪低落或心身疲惫时，你就应告诫自己：这只是暂时的，很快就会走出谷底，否极泰来，千万别就此一蹶不振，且不断消极地暗示自己。这时，最好能做点简单而容易成功的事来激励你自己。

（十）给别人宽松，也给自己松弛

长期紧张是健康的大敌。女人要学会自我松弛，包括给别人宽松。大家都在宽松环境当中，那么神经、内分泌、免疫系统才能稳定，尤其对下属，对家人和孩子，你不妨试试。

三、揣着明白装糊涂

聪明与智慧有时却依赖糊涂而得以体现。郑板桥先生认为，聪明有大小之分，糊涂也有真假之分，所谓小聪明大糊涂乃真糊涂假智慧，而大聪明小糊涂则是假糊涂真智慧。从这个角度来说，做女人要难得糊涂。

人这一辈子，"三贫三富不到老，十年兴败知多少"，大是大非不是每天都会遇到的，日常生活中那些鸡毛蒜皮的小事都要去计较的话，无疑是给自己的生活多一道樊篱，自己给自己下绊子。做好女人应当认真，但你千万不能较真。

有一个正面的病例介绍给大家。

某女士，胰腺癌患者，2000 年底发现，剖腹探查时见肿瘤已裹住大血管，5cm×5cm 大小，什么都不能做了，只能关腹，家属哄她，胰腺癌已除掉。

2001 年初，她开始接受中医药的零毒抑瘤治疗，该女士有一种很好的性格，大大咧咧，什么都不往心里去，家属说除掉了就是除掉了，术后很长时间心窝下痛（其实是癌痛），我告诉她是刀疤痛，她也信了。

三五个月后，什么症状都没有了，她想上班，我同意后，她也就上班了。结果上班后同事们嘴碎，让她知道了原来癌没除掉，她也没特别大的反应。她说反正已经不痛了，没有任何不舒服，它（癌肿瘤）愿意在里面就让它在里面吧。就这样，若无其事地生活着、治疗着、快乐着。

2001年底查CT示：胰头肿块小了，她在门诊逢人就快乐地说，她胰头癌的肿块变小了。2002年底CT查胰头正常了，已无肿块了。她逢人就快乐地说，我的胰头癌消失了，没有了。2003年5月因肝区痛，她也不紧张，跑来问我，我说查个CT吧。结果发现只是胆囊有结石。

怎么办？我主张她找给她剖腹探查的同一个医师开一刀，切除胆囊。她也没有任何疑义，结果，术中资深的中山医院外科主任发现她的胰头居然完全正常了，而在整个治疗过程中，她没用过一天的西药或放疗。对这个结果，她又是笑呵呵地说："医师说，怪了，你的胰头完全正常了，你说怪不怪？"

从这个事例中，你应该能受到一些启发吧。也许你的病情与她们不同，但是在对待自己身体的某些变化时，你同样可以持有这种揣着明白装糊涂的态度。当然，必要的检查与治疗还是不可少的，但许多情况下对有些小变化你根本就不必太认真。须知，天都有晴雨，月也有圆缺，小小的波动，很多只是一种现象而已。心定了，加上积极对路的治疗，雨天一定会转晴的。

当然，如果你没有深厚的涵养和良好的心理素质，你也很难做到这一点。所以，为了早日摆脱癌症的纠缠，我奉劝你还是在这方面多下番功夫为好。

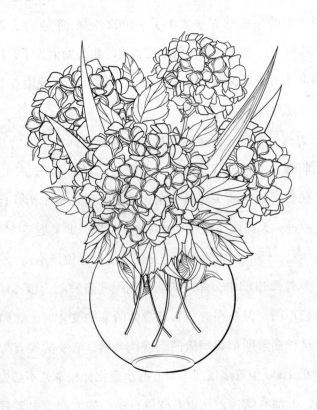

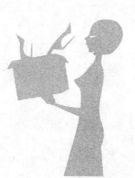

第三种

癌症最爱完美主义的洁癖女

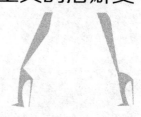

病例回放：乳腺癌患者大多有同一种性格，大多都是完美主义者，特别追求完美。

病理解说：心理学家把这类女人最常具备的性格叫做癌症易罹患性格。

何裕民如是说：你可能很想"挑一片最完美的树叶"，为了达到这一目标而超限地付出。但其实，世界上任何事情都不可能完美，也不必完美！

防癌抗癌新主张：1. 勤查自检，给乳腺癌排雷；2. 乳腺癌治疗，配合是关键；3. 乳腺癌患者饮食法则。

病例回放

完美主义者，或者说过于追求完美者，更容易患癌，并容易患上乳腺癌，这已经是心身医学界研究后的共识。

几年前，台湾运作得最好、成立时间最长的乳腺癌病友互助公益团体台中市开怀协会首次赴穗，在广东省某中医院与乳腺癌公益团体"粉红丝带"的成员进行交流活动。与乳腺癌抗争近20年，并创办了全台湾第一个乳腺癌义工团体的贾紫平女士在与乳腺癌患者交流中发现，乳腺癌患者大多有同一种性格：特别追求完美。所以，她认为这些女性患者才会有很多压抑，她们想做一名好妻子、好妈妈、好媳妇……遗憾的是，心理学家把这类"好女人"最常具备的性格，叫作"癌症易罹患性格"。

我们知道，完美主义、理想主义者在工作和生活中的表现始终是：为追求完美，极其讲究细节，常常把事情做到极致，并喜欢把大大小小的事情都抓在手上，希望各方面都能优秀，既要求事业与家庭的两全其美，又希望工作上出人头地，生活及社会交往中十全十美。因此，她们为了达到这一目标而超限地付出，即使这样做，心身已经极度疲惫了，也很难对自己所做的事情感到满意，并且时常责怪自己，总是把事情变"糟"

的原因归咎于自身的欠缺。

一旦静下来，她们就会变得闷闷不乐，开始自责，她们常常是休息日比工作日更受煎熬，放了长假反倒会大病一场，有时会陷入强迫症和抑郁症的泥沼，甚至反复出现自杀的念头。如果继续这么下去，当然会影响到心理健康了，严重的还会导致乳腺癌等癌症产生，因为她们对伤害自己的紧张状况出现了病态的心理依赖及执着，在成全虚假的"心理"充实感的同时，身体就付出了代价。

有研究提示：癌症更青睐洁癖者。而其深层次的机制，也可能与完美主义者一样。洁癖者每每处在自我设置的高压状态，过分追求干净，一尘不染，以至于有研究提示洁癖（也包括完美主义）者，往往细胞自我修复能力亦弱，一旦癌变，难以自我修复，发展成癌症的概率就升高了。当然，深入的机制还有待进一步揭示。

我是个喜欢观察及思考的人，发现临床癌症患者中的洁癖者不少。有过一个非常典型的案例，这个案例一直促使我在思考。有个患者，她的女儿是学中医的，十年前，她女儿匆匆忙忙从中部某省城赶到上海，开门见山地告诉我，她也是某中医学院毕业的，通过老师认识了我，这次特地赶到上海求助。原来，她妈妈患了肺癌，由于年事已高，无法进行手术和化、放疗。为此，我帮她用中医药调理，并建议她们到当地我的工作室，找我及我的伙伴们治疗。之后的3~5年间，她母亲的病情总体很稳定。

其间，我注意到她带她妈妈来看病时，她每次来都戴着口罩和塑料手套，而且，提着CT片的那只手也戴着手套。有一次我问她："你为什么戴塑料手套？"她说："不好意思，我的手裂了。"其实，我心里明白，她说的是假话，因为不可能两次手都裂了。后一次，求诊时看到她依然戴着塑料手套。而且，她从来不坐诊室的凳子，也从来不碰诊室的桌子，我心里就非常明白了：她有洁癖。我很隐晦地告诉她："你特别爱干净，这是好习惯，但过分了不太好。"她点了点头，没有当回事。当时，我就和我助手私下说，她很危险，是一些疾病的高危对象，早晚会出问题。

我这句话说完没多久，那个女儿再一次来求诊时，她母亲还活得好好的，她却哭哭啼啼地告诉我，她自己近期查出生了乳腺癌。我心里想，这就是洁癖惹的祸。然后，过了一年多，这位患者的乳腺癌还没有完全控制住，肺部又出现结节，而且，判断结果是原发的，后来确定为肺泡癌。

她百思不得其解，请教我说："何教授，我是非常讲究卫生的一个人，我的生活习惯很好，什么都要洗得干干净净才吃。污染的东西，外面的东西从来不吃，脏东西也从来不碰。医院上临床只有我一个人始终戴着口罩，洗手也是我最勤快，为什么偏偏是我患了癌症，惹得全医院上下都笑话我。更可恶的是我居然会生两个癌，而且，先后只隔了两年。"

我只能遗憾地告诉她："不瞒你说，我预料到你会患癌，并且曾经委婉地提醒过你，可惜，你没有听进去。不信，你问问徐主任（我助手）。"我继续说，"你有一个习惯，看上去很好，其实很可怕，说你洁癖，也许有点过了，你不一定乐意，但你爱干净有点过头了。特别爱干净的人，往往始终生活在自己给自己施加压力的过程中，你母亲患有肺癌，有癌症家族史，这几年母亲患癌又使你陷入了焦躁状态。这些，促使你始终处在高危状态。"

这是一个事实：洁癖，一定是完美主义者，完美主义者往往生活在高压下。持久的慢性高压，会导致个体长期处于慢性应激状态，慢性应激是癌症发生的一个重要缘由。

至少，对这位患者，我的预感是正确的。遗憾的是，事情发生之前，谁都不愿意听从劝告。再说，洁癖又不是褒义词，直截了当地说，会惹得他人不高兴。临床中，我们注意到特别爱干净的女性较易患癌，特别是乳腺癌、卵巢癌等，而且患癌后，她们治愈与康复起来相对要困难些。

近来，美国的研究人员调查了 800 例乳腺癌患者，并与相同数量的健康人进行了比较，进一步证实了我们的临床结论。

美国《环境卫生》杂志刊登了这一研究报告，并警告说，女性患者洁癖，会增加罹患乳腺癌的危险。美国一个研究所对此结论进行了分析，认为女人过于洁癖，会经常使用空气清新剂、喷雾剂或泡沫剂等化学制剂以去除灰尘。因此，他们对化学品与女性健康进行了深入研究。

研究人员发现，多种化学物质与癌症关系密切。这些化学品包括空气清新剂或除垢剂中的人造麝香等。研究人员表示，如果女人经常使用空气清新剂、喷雾剂或泡沫剂去除浴室瓷砖上的霉菌，那么罹患乳腺癌的危险会更大。他们把洁癖增加乳腺癌危险归之于过多使用化学清洁剂之故，认为化学制剂与乳腺癌之间存在着高度的关联性。

研究人员询问了这 800 例乳腺癌患者和另一组同龄健康妇女使用各种清洁产品和杀虫剂的频率，结果发现，经常使用空气清新剂的妇女罹患乳腺癌的危险增加 20%，每天使用空气清新剂会使乳腺癌的发病概率增加 30%，而固体空气清新剂则会使乳腺癌的发病危险增加两倍。另外，除霉产品同样会增加罹患乳腺癌的危险。但是科研人员尚未发现烤箱或餐具清洗剂与乳腺癌之间存在关联性。然而，海外一些研究人员对上述研究结果表达了不同的见解。其中一个因素是，参试乳腺癌患者对各类化学品恨之入骨，认为化学品是造成她们罹患癌症的罪魁祸首。我们认为，无论研究结果如何，为了健康着想，广大女性还是尽量少接触化学清洗剂和芳香剂为妙。

在为什么会在患癌的机制解释上，我本人不敢苟同美国人得出的结论。

我们的分析却提示了另一种更值得重视的可能机制：许多有洁癖的乳腺癌患者，本身就是完美主义者，事事追求至善者、较真至顶点者。我们的交流中很多这类患者一向是排斥化学清洁剂，只用清水及普通肥皂，而她们之所以患了乳腺癌，更主要的因素是长期追求完美——洁癖，导致"神经－内分泌轴"的功能一直"超负荷"，引起了内分泌的长期失调，以至于靶器官乳腺被过度刺激而"受不了"——癌变了。可以说，是精神上的自我高压导致了这一结果。当然，也不排除化学清洁剂的部分因素，而且，这类患者即使患了癌，许多仍本性不改，依旧事事较真，因此，增加了治疗的难度和康复的阻力。

病 理 解 说

我有个乳腺癌患者，是某企业的财务科长。诊疗时间长了，熟悉了，经常谈一些比较深入的话题。有一次她告诉我，她总跟老公吵架。我说："为什么吵架？"她说："说不清楚，有时就是为了一些鸡毛蒜皮的小事，比如昨天，因为老公的杯子总是乱放，想怎么放就怎么放，不听我的。多年来，我一直跟老公说，你做什么都要有条理，做什么都要讲规矩，你的杯子就应该放在这里。但我老公很随便，虽然每次都口头答应得很好，但一不注意，就随意乱放。所以，昨天一回到家，看到杯子没有放在它该放的地方，我就火了，我火了，老公也火气上来了，就对着骂。我们经常因为这种鸡毛蒜皮的事情吵架。因此，活得很累。"

我当时就在想：这就是一个典型的完美主义者。

我再试着问她，"你是不是跟儿子关系也不好？"她说："对呀，我的儿子也让我生气，我一直关心他，对他体贴得很，可他就是不听我的，事事好像跟我过不去，有意拗着我。"

这一下，我就彻底明白了她为什么会被癌症盯上。我相信她跟员工（部属）的关系也比较紧张，因为她自我制订了一条标准，这条标准非常严格，她就按这条标准循规蹈矩地执行着，并且要求别人也必须如此。

我接着问她，"杯子放在这儿或者放那儿，真的有那么重要吗？"

她说："什么东西都要有规矩，规矩要从小事做起，小事情体现着大问题。"

"杯子如果放这儿不行，那你帮忙再放回去，不就是了嘛，多简单。"

她说："不是这样说的。我是做财务的，我小数点点错一位，可以吗？重新再点，那很可能就犯错误了。"

"放杯子和财务做账的小数点是一回事情吗？"

她说："该从平时的一点小事做起，争取什么都做得很好，才能形成这个习惯。我对儿子要求也是这样，我这样有错吗？"

我说："错了。其实，杯子是杯子，小数点是小数点，两者性质不同，不可等同。你在工作中追求完美是不错的，但把这个追求完美泛化到生活的各个方面、领域，第一，是做不到的；第二，也没有这个必要；第三，这样做，谁受得了？第四，会导致各个方面关系紧张。久而久之，你会加速病理过程的，因为你要求太过完美，过于透支自己了。"

"跟孩子的事，我相信也一样。你肯定给孩子提出了许多要求，这些要求在你看来，都是天经地义的，但孩子却不以为然，很可能不接受，阳奉阴违，因此，你就会感到他老是违拗你。

你一定常常指责他，所以，你们的关系不会很和谐。这一切既是促使你生病的缘由，也会妨碍着你的顺利康复。

"你任何事情都要追求完美，都要做得最好，都要做得尽善尽美，你累不累？"

她说："是的，我的确活得很累。"

讲到这儿，她朝我看了看，似懂非懂……

我进一步告诉她："我们生活中，都有个二八（或三七）定律，你所碰到的事情，只有20%～30%是重要的，需要认真对待，尽可能做好它，还有剩下的那些，不太重要，不必样样追求尽善尽美，有时候，应该学会放下，或者随它去。你要快乐生活，尽快康复，最好学会分析二八定律。其实，天底下很多事情并不重要，就像那个杯子，看不惯，放回去就好，为什么要争吵呢？"

她听完后，愣了一愣，似乎明白了不少，说："看来我这辈子就是这个性格让我太累了，我总以为这是好的性格，看来过分了。同事们也经常和我合不来，我患乳腺癌可能就和这有关系，看来是应该改改了。"

平心而论，过于追求完美的、理想主义的，认真又富有韧劲的女性，往往容易获得事业上的成功。然而，事业上的成功，或其他方面的成功，带给她们的很可能是三四十岁后患上癌症，特别是乳腺癌、卵巢癌、肾癌、肺癌等。对于这种既成功又有完美主义倾向的女性患者，我常常会笑着告诉她们，连太阳都有黑点，所以，世界并不完美。你特别追求完美，就违背了规律，违背规律，是要受"惩罚"的。她们多数会会心地笑笑，说痛下决心，一定痛改前非。多数能够有所调整，一步步走向康复，因为对完美主义陷阱的危害性，她们会逐步有所认识和体会。

上述这位财务科长，现在就改得好多了。她说："现在，家里有时候扫把横着躺在地上，我看看也算了，不生气了。以前，一定是一场口水大战。"现在她感到身体好些了，家庭关系顺多了，几年来，肿瘤也稳定了。

有个患者的经历太有悲剧性了。虽然，此事已经过去十余年了，至今仍让我唏嘘不已。

上海原南市区有位统战干部，是1998年中得的胰腺癌。她的妹妹是某大学的数学系教授，患肠癌，是我的老患者。姐姐患癌后立刻被送到了上海最权威的瑞金医院开刀。打开一看，肿块太大了，8cm×8cm，且周围裹着了大血管，没法拿掉了，就只能关腹。她是名统战干部，一辈子搞统战工作，"统战无小事"这是她亲口告诉我的。由于工作性质的原因，她的性格非常认真谨慎、追求完美。妹妹探查术后的第一时间就把姐姐送到我这里来看。当时，她体质非常虚弱，我在五楼办公，她找我时没法上楼，只能我下楼去给她看病。之后，我和家属统一口径，都告诉她，肿块手术已经开掉了，是良性的，开得很好，以后只需要调理调理就可以了。

到2000年的时候，她的确恢复得很好，已经能天天上街买菜，并外出近郊旅游了多次。2001年春节，她妹妹去美国探亲，就让患者的老公陪患者一起去做定期检查。原先，她妹妹每次陪她去医院时都会事先和所有科室医师打好招呼："我姐姐什么都不知道，只要说'好，没有问题'就是了。"但是老实巴交的姐夫却不会说话，还真的碰上个认真负责的年轻医师，仔细地给她做了半天的 B 超，因为开始有点疑惑，怎么肿瘤会明显缩小的。做完后对她说："钱某某，祝贺你，你胰头的肿块明显小了，才两点几厘米了。"

她当时就傻了，"怎么，我还有肿块？你们不是说已经开掉了吗？"当下就感到心窝处疼痛，回到家后就疼得不能吃东西了。老公马上给妻妹打隔洋电话（当时与美国的电话通讯还很不方便），妹妹赶紧从美国赶回来，开始劝她，还紧急把我找去了，我们把她每次检查的正式资料如实告诉她，但她就是不信，认为自己肿块没开掉，自己体内还有肿块，肯定不行了。在这种情绪下，她三四个月后就走了。

你说她是死于癌症吗？她的肿块明明已经控制住了，并且明显小了。人们可能会说，她是死于恐惧，死于心理上的危机。表面上的确如此，其实，更深层次的，还是完美主义在作怪。

我与家属们事后分析都认为，她的恐惧还是存在的，但毕竟已经快三年了，最恐惧的时期已经过去了。一般癌症患者最恐惧的时间会持续六个月左右，后面就逐渐自然消解，偶尔在某种情境中会被唤醒。她开始不是没有怀疑过自己是患了胰腺癌，只不过自我感觉又很好，并认为真的开掉了，故渐渐淡忘了，关键是她一辈子较真的很，身上容不得半点瑕疵。现在告诉她体内还有两厘米大小的肿块，这肿块是什么？是很坏的癌症？她自然是接受不了的。因此，拖了三四个月后，在郁郁寡欢中去世了。

其实，作为一个人们不太愿意承认的事实是：似乎每个人都有可能在生命的某一阶段与癌症打交道。早在 20 世纪 80 年代，就有人对几百名八十岁以上去世的老人做了尸体解剖，结果发现：这些人并不是死于癌症，但是这些人中间 25% 以上体内有明显的实体癌肿存在，但他们生前既没有相应的症状，癌症也没有成为他们最后致命的原因。也就是说，在他们有生之年，一直在与癌症相安无事地相处着。

类似的情况比较常见，有国外学者对一般人的甲状腺组织进行深入的微观研究，居然发现 37% 的被研究者的甲状腺组织中，存在微小的癌性病灶。又如，丹麦研究人员用很细的基因探针，做了个实验，发现 20 岁左右的女孩子乳腺组织很光洁，30 岁左右的女性有细胞蜕变（癌变）的占到了 20% ~ 30%，到 40 岁，这一比例超过 40% ~ 50%，50~60 岁之间达到最高值，约在 50% 稍微高一点，然后开始逐步下降。其中，只有小部分人发展成乳腺癌，大部分人癌变细胞自我稳定，有的甚至消失。这现象其实非常普遍。它说明一个事实：任何人身体中原本都可能有癌变细胞的存在，是其他一些因素激发这些癌变细胞发展成了癌症。

从女性最为普遍的乳腺癌说起，乳腺癌国外高发年龄段是50岁以上的中高年龄段妇女，发达国家乳腺癌发病的中位年龄是58岁，也就是集中在58岁前后。但在中国，中位年龄整整提前了十年，为48岁。前面说到，深圳等快速发展的城市，甚至出现了30岁小高峰。因此，可以说，一旦进入性成熟期，女性就进入了乳腺癌的危险年龄段。然而，从30岁到老年主妇的女性大半生中，乳腺癌的发病特点却呈现出有趣的、与年龄相关的"三段交响曲"。

三十岁前后，往往表现为"职场狂热女"易被侵袭。原因已见前述，主要是透支过度，耗竭殆尽，是拼命"拼"出来的。

四十至五十岁期间，更多的是类似"陈晓旭"类型的，情感细腻、多愁善感，情绪不稳者，或者通常说的"爱作（zuō）"的人，自我平衡装置失能，慢性应激所致者。

五六十岁及以上者，则又多见操劳型、主妇型，性急、爱操控、劳碌命者，相对来说，她们的刺激强度较弱，故经年累月的刺激，才见乳腺受到伤害。

乳腺癌发病与年龄相关的"三段交响曲"，表明各种生活境遇因素，特别是精神情绪因素，对乳腺的病变常常起着启动作用。

何裕民如是说

笔者曾读过这样一个故事。从前，一位老尼姑想从两个女弟子中挑选一个做衣钵传人。一天，老尼姑命两个徒弟出去给她挑一片最完美的树叶。两个弟子带着师命出去了。谁知，大徒弟在外面寻找了很长时间，最终两手空空地回去了。她很遗憾地告诉师傅，她走了很多地方，也看到了许许多多的树叶，可就是挑不出一片最完美的树叶。二徒弟回来后，递给师傅一片略有瑕疵的树叶说，这片树叶尽管算不上完美，但它是自己所看到的树叶中最完整的树叶。自然，老尼姑把衣钵传给了二徒弟。

在现实生活中，你可能也很想"挑一片最完美的树叶"，然而，如果你不注重现实情况，一味盲目地找下去，其结果也只能是一无所获。

其实，世界上的任何事情都不可能完美，也不必完美，连太阳都有黑斑。可这样的道理，却并不是每一个女人都能够明白的，尤其是那些理想主义色彩较浓的女人们。

也许你会说，追求完美怎么会与乳腺癌扯上关系呢？这好像不太是真的。但事实上，这却是相关专家经过临床和调查研究得出的结论，是具有很强的权威性的。

而且，女性患乳腺癌还有一个比较奇特的现象，即有相当一部分来自于重男轻女的家庭。这又是为什么呢？

有位家庭医师在临床上发现，女性得乳腺癌的，有不少是来自于重男轻女的家庭。他曾经做过一份统计，结果显示，凡是得乳腺癌的女性，很多都是完美主义者，对自己要求超高。原因其实很简单，正因为从小被父母轻视，所以她们就千方百计地想引起父母的注意，但是她们的初衷在现实中常常被击得粉碎，委曲求全的结果不必猜，谁都知道她们承受了比其他人更大的压力。

这又何必呢，父母轻视又如何？何必非要自己为难自己呢？所以说，为了自身健康，无论你是不是出生在重男轻女的家庭，也不管你如今的生活状况如何，你务必要记住一条：身为女人，千万别做"完美主义者"。

心理学上，完美主义有积极与消极之分：所谓积极完美主义，指有分寸、有选择的完美，而不是所有事都追求完美。所谓消极完美主义，就是完美异化为一类应对方式，万事万物均苛求完美，而自然界本身并不存在尽善尽美之事。故对这类完美主义我们打了一个"？"。

再说，在很多时候，很多东西，到底完不完美，全在你的一念之间。

防癌抗癌新主张

一、勤查自检，给乳腺癌排雷

乳腺癌是居女性第一位的恶性肿瘤。据医学观察表明，全球每年约有120万女性患乳腺癌，且有50万人死于该病。在西欧、北美等发达国家，乳腺癌的发病率占女性恶性肿瘤首位，而处于相对低发区的中国，近年来其发病率也呈逐年上升的趋势。

其实，乳腺癌高发并不可怕，可怕的是你不能及早发现。根据笔者多年诊治癌症的经验来看，当乳腺癌长到1cm以上，可以经由触诊或是其他症状发现时，通常是已经存在体内好几年了，只是之前你不知道而已。

所以，身为女人，勤查自检，给你的乳腺排雷就显得至关重要。为此，我建议你务必做好这样三步：

（一）每个月都要进行自我检查

从青春期、怀孕到停经，身为女性你肯定是最清楚自己乳房变化的人。一般来说，每个月的自我检查是你防治乳腺癌的第一道防线。但需要注意的是，要避开月经期，因为月经期激素水平改变，乳腺导管扩张，常常会被误认为是肿块。那么，该如何自检呢？你可以脱掉上衣，在镜子前面，看乳房是否对称，是否有高低、质感的不同，看乳房的外观上有没有发生变化，有没有凹陷，以及橘皮状产生。同时，你还要特别注意以食指、中指、无名指三指的指腹，从乳房外侧慢慢触摸，不能有遗漏的地方，这样从外侧上方到下方，再到内侧的上下方。乳晕是乳管／乳腺集中最多的区域，在挤压乳晕时，一旦发现小硬块你就要格外留心。当然，你也要检查乳头挤压时，有无异常带血丝、黄色或咖啡色的分泌物，更不要忘了触摸腋下的淋巴，看看是否有肿块产生。

（二）每半年都要找医生做检查

根据医学观察，乳腺癌高危人群，主要包含这样几类：一般亲属中有过乳腺癌病史，如母亲、姐妹或女儿患乳腺癌者；少女时受到辐射并长期经常有接触放射线史者；月经初潮年龄在 12 岁以前和绝经年龄迟于 55 岁者；喜欢抽烟者；30 岁后生小孩、40 岁以上未孕、独身、婚龄过大或婚姻时间短者；长期上夜班或喜欢熬夜者；肥胖，特别是绝经后显著肥胖或伴有糖尿病者；长期心情压抑、精神紧张、焦虑导致内分泌失调者等。如果你不幸是以上乳腺癌高危人群，你也不要惶恐不安，请注意时刻自测，每半年至少要到医院进行一次乳腺健康检查，以排除潜在的险情。

（三）每年都要到医院做健康体检

生活中，有为数不少的女性对做体检心存误解，她们以为只有在生病的时候才需要去做体检，平时没病没灾的自然不必做体检了。实则大谬也。其实，健康体检无论有没有病都应该保证一年做一次。那么，什么年龄段的女性应该做什么项目的健康体检呢？通常来讲，一般而言，如果你是 35 岁以上女性，在进行健康体检时，我建议你把钼靶、X 线检查加入到自己的检查项目中去，这样做诊断率可高达 90% 以上；如果你是 35 岁以下女性，我建议你每年进行一次乳腺 B 超检查，这样一来其诊断率可达到 85% 以上。

二、乳腺癌治疗，配合是关键

很多女人在得了乳腺癌后，大都表现得沮丧、绝望，实际上这对疾病的治疗和康复是极其不利的。

谁都不想得乳腺癌，饱受癌痛的折磨，但是，既然不幸摊上了这种病，也是没有法子的事情。这时候，就看你怎样去面对现实，怎样以一个积极的心态去配合治疗，这是很关键的，因为它直接关乎你的病症能否最终治愈。

（一）用乐观给自己找到活下去的理由

不少女性在得知自己得了乳腺癌后，都会表现得十分沮丧、难过，甚至不想活了，这也很正常。只不过从癌症治疗的角度来说，乐观的心态才会对癌症的治疗和康复更加有利。

那么，如何才能保持一种乐观的好心情呢？方法自然很多，而其中一个不错的办法便是心理暗示。比如，在你心情变得沮丧的时候，就要不断地暗示自己，我绝对不能伤心，伤心只会让事情变得更糟糕；我一定要变得坚强起来，至少为了我心爱的那些人。实践证明，通过这种方法，你便可以得到很好的帮助，从而让自己走出沮丧的泥沼，坚定生存下去的信心。

（二）用坚强给自己撑起生命的蓝天

现实生活中，很多女性之所以视乳腺癌为恶魔，是因为乳腺癌不仅极有可能吞噬她们的生命，而且治疗起来也比较麻烦，有时候更是让她们苦不堪言。毕竟，乳腺癌对患者来说会产生一定的心理、生理反应，如化疗药物的使用会使患者产生恶心、呕吐，放射治疗会产生脱发、身体虚弱，手术治疗会产生疼痛、恐惧、自我形象受损等。

在这种情况下，患乳腺癌的女性患者表现得悲观、绝望也是可以理解的。但是，身为女性你一定要知道，人在长期的压抑状态下，精神上的苦恼，会导致病情的加重。鉴于此，在不幸得了乳腺癌后，你一定要正视现实，不要悲观、绝望，更不要变得抑郁，只要勇敢地、坚强地面对，积极地按照医师的要求来进行治疗，你就有可能康复。

（三）用配合给自己赢得最佳的治理时机

面对乳腺癌告知及在决定治疗及手术时，作为患者，无论你多么坚强和理智，都难免会产生害怕、恐惧心理，说句实在话，只要是有感情的人都难免如此。但是你一定要知道，既然已经得了这种病，你就要默默接受这种现实，千万不要让这份焦虑、惧怕，延误了治疗的最佳时机。

有病就要治，讳疾忌医只会让病情恶化，直至带来最坏的后果。这不应该是你想看到的结果吧？既然这样，你就要懂得积极配合医院癌症照护团队，与他们坦诚地进行沟通、交流，询问、讨论最合理的治疗方式，只有这样，你才能获得最佳的治疗时机，也才能获得最快的治愈和康复。

（四）只要做到上述这些，乳腺癌康复不难

临床经验表明，乳腺癌是所有女性癌症中相对好治的癌症，我只要提供几个数据就足以说明这一点。国外有一组追踪资料表明，美国乳腺癌 5 年生存率高达 90%，手术后没有复发的乳腺癌患者，15 年的生存率达到 87%；复发过经过合理治疗，15 年生存率仍能达到 82%。我们门诊中乳腺癌复发率低于 10%（初诊已经复发除外）。因此，乳腺癌常常被称作为"小癌"，意思是容易控制的癌症。

三、乳腺癌患者饮食法则

乳腺癌患者的饮食对病情的控制和治疗极其重要，下面笔者就简单地介绍一下此类癌症患者的饮食法则，希望饱受乳腺癌折磨的你能够谨记在心，从而"吃"掉癌症，"吃"出健康。

（一）注重配合治疗

对乳腺癌患者而言，接受医院治疗固然是最重要的，但是相关的配合治疗也同样不容忽视。比如，在手术之前或之后，作为患者就应该努力进食，以便给自身补充营养，在放疗期间，你应该多吃一些清淡的食物，千万不要吃辛辣、厚味腻味的食品。

（二）选择合理的食品

饮食对乳腺癌的治疗是相当重要的。当然这是基于合理的饮食而言的，如果进食不合理则不但达不到应有的效果，而且还有可能使病情恶化，这自然是任何人都不希望看到的结果。作为患者，在完成治疗计划之后，你应该注意多吃这样几类对防治乳腺癌有益的食品，比如：紫菜、海带、海参、海蜇等海产品，大豆、绿豆、绿豆芽、赤豆等豆类食品，冬瓜、口蘑、香菇、番茄等蔬菜，橘子、山楂、苹果、鲜猕猴桃等水果，以及黑鱼、薏米、木耳等其他食品。

（三）不宜乱食补品

现实生活中，有一部分患乳腺癌的女性，生怕自己的营养跟不上，结果是连自己带家人一起买了很多补品，坦白地讲，吃点合适的补品对乳腺癌的治疗和康复都是有益处的。但笔者告诉你，千万不能乱食补品，尤其在治疗期间切忌服参，也不宜服用动物类的补品，如雪蛤、阿胶、蜂王浆等，因为这些往往含有激素，或者可刺激激素分泌。

（四）饮食要适量

作为患者，你应该明白，你的饮食绝对不能按照自己的意思，想吃多少就吃多少，一定要在医师的吩咐下来严格地进行，并控制进食量。而且，在治疗后的长期生活中，你的饮食都务必要做到有节，不宜过量，当然这有一个前提，那就是要能保证你身体营养的需要。此外，在饮食安排上，你还要注意对每天的总摄入热量、脂肪以及糖的控制。这又是为何呢？原因很简单，因为，肥胖更易导致乳腺癌复发。

2018 年 9 月，英国癌症研究会新出炉的研究报告提示，肥胖将取代吸烟成为欧洲女性患癌（包括乳腺癌）之首因。而要防范乳腺癌复发，控制饮食也是非常重要的一个环节。

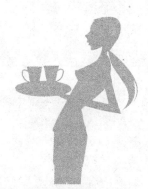

第四种
癌症最爱委曲求全的弱女子

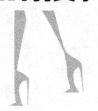

病例回放：往往为取悦男人而强行消解自己的需要，受到欺负，并非无怨无怒，只是自我压制。

病理解说：从心身医学角度来看，C 型性格是最容易罹患癌症的性格特点。

何裕民如是说：将克制、隐忍、压抑的习性作为传统，并被主流社会视为一种美德，这绝对不是对人性的彰显。

防癌抗癌新主张：1. 伤心快乐，都要宣泄；2. 女人哭，不是罪；3. 心结要用心解。

病例回放

看过《红楼梦》的人应该知道，大观园里哪位小姐的性格最为懦弱？不错，就是那个平日不善言辞、时时处处与人为善、委曲求全的迎春。应该说，她真是懦弱到家了，就连她的乳母偷了她的首饰去赌钱，她都装作不知道，事情败露之后，乳母的儿媳玉柱儿媳妇还公然欺负她，她都不敢还击。在抄检大观园时，她的丫头司琪要被赶走，求她帮忙给说说情，看能不能留下来，可她硬是不敢去。她这种极为懦弱的性格终于为她带来了悲剧，被父亲草率地嫁给了禽兽般的孙绍祖，而其结局也只能是"金闺花柳质，一载赴黄粱。"

倘若从心身医学角度来看，迎春的这种极为懦弱的性格应该算是C型的典型了，而C型被认为是最容易患癌症的性格特点。

一个案例有非常典型的意义：六七年前，我接诊一个出家人，女性，由她的小姐妹陪同来看病。这位女性面容姣好，看上去很斯文，很有教养，话也不多，非常瘦弱，整个诊疗过程都是小姐妹帮她介绍病情。原来，她刚出家一年多，发现左乳有个硬块，知道事情不好，想自我了断，被发现后，硬是被小姐妹劝来看病的。我建议她手术同时配合中医药善后。时间长了，她病情越来越稳定，脸上也有了笑容，各方面都很好。因为复诊次数多了，聊得也多了，她偶尔愿意跟我敞开心扉谈一些问题，追踪分析病源。

原来，她从小生活在一个比较特殊的家庭，母亲是个很有文化的知识分子，但因为在那个特殊的年代，嫁给了一个大老粗，父亲酗酒，常打骂母亲，她很怕，听话、逆来顺受，既想维护母亲，又不敢做什么。她的学习成绩很好，考进了全国名牌大学。在校读书时，班里有一个特别出色的男孩，又高又帅，她暗暗地爱上那个男孩，男孩对她也很有好感，但她从未敢表白。临近毕业时，班里另外一女同学主动追求那个男孩，她就与爱情失之交臂，毕业后，那个男孩也没了音讯。

本科毕业后，她进入了一家外企。由于她工作能力不错，很快得到赏识，然后有了经常和高层领导接触的机会。这时，她发现管理层一位比她大七八岁的男性，真的可以说是高富帅，能力又强，且是海归，接触多后两人互生爱意。那时，就剩一层纸没捅破，她就等着那位男性来向她表白，但是，没等到那一天。新入职进来一个长得非常一般的女研究生，开始对这位男性展开了进攻，而且，还在背后散播她的流言蜚语。这样，这位男性又渐渐地疏远了她，她心里很明白一切，很多好朋友看不下去，劝她对那个女的发起攻击，把事情说明白。但是，因为她的性格懦弱，强行忍了下去。不久，新来的女孩得到快速提拔，不仅和那位领导也结了婚，还做了她的直接领导，处处给她穿小鞋，给她难堪。她在企业的日子很难过，两年前，她被迫做出了决定，遁入空门，出了家。

出家后，她的厄运依然没有结束，不久就发现乳房长了硬块。

其实，这个女孩就是典型的 C 型性格。她心里明白，却强行压抑着自己的欲望，委曲求全，最后剩下的只是心身的创伤。她也看过我的很多书，她说："教授你说得对，我看过你的书后认为，从某种意义上说，我是咎由自取，是我自己的性格害了自己。"

现在，她又重新回归社会，从事一份自己喜爱的慈善工作，总体恢复得不错。她现在认为："如果我沿着原来这条老路走下去，我必定自己把自己给毁了。"

其实，临床上仔细探究，因为这样而让癌症盯上的教训实在是太多了。

前两天，我刚刚看了一个女患者，她是从农村出来的，在安徽一家大企业做人事管理。见到我先恭恭敬敬地鞠了个深度的躬，然后说："何教授，就是你的书，让我活了下来。"她说我知道我的病根在什么地方。她患的是肺腺癌，已经转移了，转移到脑，局部做过放疗，现在做过化疗后，还控制得不错。

我翻看了她的病史，也看了她的片子，对三十七岁女性为什么会生肺腺癌感到纳闷。她也知道我在纳闷，说："我爷爷有过肺癌，抽烟很厉害，但七十多岁才生病的，我爸爸妈妈现在也七十多岁了，还都很健康，我肯定不是因为遗传因素。工作环境也很干净，我是搞人事管理的，家里原来很穷，农村毕业后我憋着一股劲，一定要改变家庭状态。然后，我拼命工作，很快就被提了干，在一个大企业担任人事经理。正春风得意时，非常赏识我的老领导调走了，新来的领导就是看不惯我，明明应该提拔我做人事总监，硬是把我打入冷宫。我郁闷啊，既不能对他发火，每天还要对他客客气气，这火只能往肚子里埋。我本身就是非常小心眼的人，天天受气，天天想不明白。"

"三五年后，咳嗽日久，一查，肺癌，而且脑转移了。我很明白，我的病就是这样得的。现在，我算是想明白了，要活下去，要活得更好一点，以我的实际经历，来证明我还行，我还能帮助我的家庭走出困境。"她先生也在一边说："我老婆是一个很好的人，做人事上下口碑都很好，做人事工作上下口碑好很不容易。但这几年来就是郁闷，那领导经常给她穿小鞋，她内心压着火，又不敢发，只能自己偷偷地流泪。"

最后，患者说："幸亏我在图书馆看到了你写的《癌症只是慢性病》，给了我重新活下去的希望，不然我早就走了。所以我一定要痛改前非，继续努力，以实际能力来体现我的价值。"告别时又是一个深度的鞠躬。

其实，女人是情感动物，女人比起男人来更容易受伤害，更难以从阴影中走出来。这一点，每个当事人也清楚地意识到，要学会随时调整，尽快地走出来，毕竟生活是你自己的，不能老是停留在过去的阴影中。

病 理 解 说

C 型性格在 20 世纪 80 年代由德国心理学家最先提出。他们在研究了一组恶性黑色素瘤患者后发现，这些患者都有一些共同的性格特点，他们把这种特点归纳为 C 型性格。其行为主要特征：常表现出过分合作，回避矛盾；强求自我忍耐，忍气吞声；性格内向，不善或不愿表达；表面沉默不语，逆来顺受，但内心怒气难消。究其成因，多为童年期经历偶然事件的刺激，逐渐习惯于以自我压抑的方式来应对外界。偶然事件包括幼年丧失父母，缺乏双亲抚爱，或有过精神创伤史等。

她们最大的行为特点是：往往为取悦别人而强行消解自己的需要；在遇到挫折时，内心并非无怒无恨，可以接受或包容，只是强行自我压制。

二十世纪八九十年代曾有不少专家参与了这一问题的研究，认定这类性格者特别容易受到癌细胞的侵袭。他们以英文 Cancer（癌）的第一个字母 C 为这种性格命名，并指出：长期忍气吞声的女人罹患癌症的危险比一般人要高出 3 倍。

俗话说"打掉了牙齿往肚里咽"，强行地自我压制情绪，可导致愤愤不平的内心，打乱了体内环境平衡，特别容易伤及内分泌（乳腺、卵巢等）及消化道（胃），干扰免疫监控系统的功能，突出表现为对异常突变细胞的识别及清除能力下降，这类细胞是极易发展成癌症的。因此，在悄然无声中，癌症黏了上来。

我们的临床观察表明，这一类型的女性中，乳腺癌、胃癌最为高发，卵巢癌、肺癌、脑瘤等紧随其后。

我接触过的女性胃癌患者当以数千计。除部分有遗传背景、部分年轻患者生活习惯不好外，大多都饮食节制，生活有规律，并非饮食因素单纯致病，甚至饮食及生活方式并不起负面作用，但她们往往表现出典型的 C 型性格特点，表面谦和、恭让，追求完美，实际上内心愤愤不平，却往往难以释放自我。

研究表明：45 岁以上的男女胃癌患者大多属于这一类型，即平素处世谨慎、小心、喜欢沉思、偏于内向，且表面十分谦和、恭让，内心却常有较大抱负；信奉完美主义，做事每每追求至善至美；一般公开场合很少流露真实情感；善于自我压抑愤怒，取悦于人，常常表面平静，内心却冲突剧烈。

世界范围内，日本国民的胃溃疡、胃癌发病率特别高，通常被认为与日本民族的个性有关。日本民族的个性则被归纳为"菊花"与"刀"，有着比较典型的 C 型性格特点。

北京安定医院心理科的秦士珺医师认为，心情压抑和癌症这两者之间存在着直接的联系，因为长期心情压抑而患上癌症的患者不在少数，这在优秀女性中尤其突出。秦医师指出，有一项调查研究显示，60% ～ 70% 的心情压抑者与患上癌症有着很大的关系。的确如此，随着社会的发展，女人面临的来自各方面的压力日益增大，特别是工作和家庭生活方面的压力，如果再不善于自我释放与调节，不善于释怀，会给女人的身心健康造成极大的伤害。

弱女子的一大特征就是克制、忍耐，给男人或者说给其他人留余地。比如，克制自己的烦躁情绪，克制对流言蜚语的反应程度，无论什么事都要在私底下进行，绝对不能咋咋呼呼，搞得满城风雨，即便发生了什么难以收拾的事件，也要从容淡定。可以哭，但绝对不能披头散发地宣泄，所谓"宁可湿衣，不可乱步"。

同时，还要克制自己发火的频率和强度，哪怕对方犯了错误，也要视性质和严重程度区别对待，可以谈判，也可以进行劝导，但是绝对不能不给对方做饭洗衣服，也不要赶他睡沙发等。

女人以为自己诸如这般的克制、隐忍就可以让一切人都满意了，但是身为女人，你是否想到，你这样做的结果不但放纵了别人，而且还亏待了自己，甚至把自己推向疾病的深渊，让癌症等纠缠上身。

长年累月地克制自己，压抑自己的负面情绪，不让其发泄出来，负面情绪长期作用于人的大脑，导致内分泌等诸多功能失调或紊乱，大大地降低人体免疫功能，这样一来，便会给癌症以可乘之机。

何裕民如是说

从古至今，中国的女人似乎都是比较能克制、隐忍的，这也被世人认为是女人的一种"美德"。

面对生活中太多的不如意，女人大多都选择了克制、隐忍，并坚强地生活下去，这种做法也许可以体现出中国传统女性忍辱负重的"美德"。但是，这绝对不应该是女人最好的、最明智的选择。因为这需要女人付出很大的代价，不是物质的，而是心理上的痛苦，有时候还是身体健康上面的，因为过于克制自己的女人最容易患癌。

如果抛弃传统社会对女性的要求，女人的克制、隐忍是不是值得提倡和尊敬，笔者这里暂不做研究，起码，它是悲哀的。因为，将一种克制、隐忍、压抑的习性作为传统，并被主流社会视为一种美德，这绝对不是对人性的彰显。

医学上根据人的性格和行为特征，将人群分为四类。其中：

Ａ型性格者属于"急躁好胜"型，这类人由于性子太急，不安于现状，且好胜心太强，身体上常常会出问题，比较容易患动脉硬化、高血压、冠心病。

Ｂ型性格者，则恰好与Ａ型性格者相反，常常是安于现状，没有进取心了，但身体状况常常很好，不容易得病。

C 型性格在 20 世纪 80 年代最先由德国心理学家提出。其认为，C 型行为的主要特征为：童年时期由于很多偶然事件形成压抑，如幼年丧失父母，缺乏双亲的抚爱等，行为特征表现为过分合作、回避矛盾、过分忍耐、自生闷气等。由于经常"忍气吞声型"，这种性格的女性特别容易受到癌症的侵袭。医学调查表明，C 型性格者患癌症概率是一般人的 3 倍。

D 型性格的人是"孤僻型"，往往沉默寡言，消极忧伤，易患心脏病和肿瘤。

早在南宋时期，著名的中医学家朱丹溪曾分析乳腺癌（那时候称为"奶岩"）的成因时，就说过一句很经典的话：他说嫁到夫家后，"不得于姑嫂""不得于公婆"。所谓"不得于姑嫂，不得于公婆"，就是与姑嫂妯娌关系不和，和公婆关系也不行，因此，长期忍气吞声，十多年以后乳房出现硬块，以后硬块溃破，便成"奶岩"。这就很典型地描述了这一人格特点的妇女乳腺癌的发展过程。

在笔者看过的癌症患者中，也不乏忍气吞声型的女人。她们总是逆来顺受，过度克制自己，压抑自己的悲伤、愤怒、苦闷等情绪。基于以上情况，如果你属于这类忍气吞声型的女人，你应该注意克服回避矛盾和过分忍耐的缺点，同时，你还应该多结交朋友，开阔心境，遇事及时向朋友倾吐，多参加集体活动等。

防癌抗癌新主张

一、伤心快乐，都要宣泄

在你的一生中，总会遇到许多事，或大或小，或悲或喜。不管是大事还是小事，伤心事还是快乐事，你都要寻找宣泄的渠道。笑也好，哭也好，常有异曲同工之效。

癌症是一种与心身有着密切关系的疾病，情绪在癌症的发生与防治中起着极为重要的作用。临床表明，那些心情开朗豁达、善于倾诉、拿得起放得下的女性患者，与那些不善表露、对负性情感一味控制、积压在心头的女性患者，即使两人的病情差不多，接受同样的治疗，治疗效果却大相径庭。因此，心身医学非常强调女性患者要善于及时表达情感和及时宣泄情感。

我半年前复诊了一个厦门女患者，她原来是有一定作为的领导，本身又是高学历者，患的是肺癌，通过中西医结合治疗，当时她的肺癌控制得不错，已经稳定了一年半了，但是症状就是改善不了，表现为下午有低热等等。她告诉我，"内心像有一把火"似的，然后舌红红的、干干的，脉弦数。我说："你是内郁化火。你这人平时太压抑自我了，其实应该好好地发泄出来，发一通火也未尚不可。"她先生在旁边不断地点头，说我分析得对，因为她原来是领导，在别人面前一直压抑自我，表现得很庄重。我就给她一个很重要的建议，我建议她用各种方式都可以，哪怕到大自然去哭一场，哪怕在家里摔摔东西，反正要把郁着的火发泄出来。

一个月前，她又来复诊，告诉我现在她听从了我的意见，天天与朋友"混"在一起，开始唱啊、跳啊，并且愿意流露自己真实情感，至那以后，几个月过去了，现在症状改善多了。人们应学会及时宣泄自己的情感，学会表露与表达，而不要做"闷葫芦"，这是心身医学所着重强调的。得了癌固然是人生之大不幸，但你千万不要因此而一个劲地生闷气，不要打了门牙往肚里咽，要把积压在心头的怨气释放出来。要善于自得其乐，自找乐子，要会说、会哭、会笑，会及时宣泄，及时倾诉，及时从痛苦中走出来，解放自己，自己快乐自己。

二、女人哭，不是罪

香港四大天王之一的刘德华先生曾唱过一首《男人哭吧，哭吧，不是罪》的歌，不知唱出了多少男人的心声。那女人呢，其实，女人哭吧哭吧，更不是罪。

人们常说，笑比哭好，但不尽然，哭实际上也是一种情感宣泄方式，适当引导大哭有时也会有调整情绪，纠正心态，甚至于调节免疫之功。

笔者曾接诊过一位南方女企业家，将近六十岁了，很成功，拥有自己的一个中型企业，员工有 1000 多人。偶因体检，发现罹患晚期肺癌，并已经多处转移。当时，当地的专科医院的顶级医生都建议她别治了，好好安排生活，寿限不过 3 个月，她不死心，因在上海有投资，便辗转找到了我。

初见此企业家，一脸严肃，不苟言笑，也未流露任何恐惧或惊慌之态。笔者便好生安慰，予以中医药汤方，并配合以靶向治疗等，她有点疑惑地问我，这些治疗方法是否有副作用。

我告诉她："没有，唯一可能排便稍多，色黑秽臭。"

她又问我："多服有害吗？"

我告诉她说："一般不会。"

这位女企业家求治心切，初起两周一次，两个月后三周一次，且两个月后自行加量，定时服用。

四个月后的一日，她又来上海诊治，病情已经明显好转，已经没有了任何不适的感觉。所有指标的检查均提示未见明显异常，她的病情已得到有效控制。笔者不经意地说了一句"您安全了"，谁知一脸严肃、不苟言笑的她居然哇的一声哭了起来，许久才平静下来，弄得在场的陪同均愕然，束手无策。

平静后，她一边擦着泪，一边不好意思地说："抱歉了，我太激动了，我整整郁闷了一百三十多日，自确诊起，我天天在数日子，除何教授您之外的医生都说我还有三个月，九十日，度日如年呀。过了九十日后，我天天恍惚，而您却说我安全了，所以一下子眼泪就流了出来。"

看着她情绪的改善，我进一步建议她天天放声大笑或引吭高歌。她说她一个人笑不起来，新的歌又不会唱，我建议陪来的女助手常常陪老板去唱唱卡拉OK，新歌唱不来，唱唱老歌也行。

自那以后，再一次来复诊，她仿佛换了个人似的。她的助手告诉我，老板到KTV唱起"潇洒走一回"的时候，那种泪流满面动情的场面让我们都感叹。"有一回她唱着唱着，大哭起来，越唱越哭，越哭越唱，唱到后来她放声大唱以后，情绪就好多了。"其实，那是她彻底释放了。从那以后她仿佛像换了一个人似的，笑声和幽默话不断，身体也日渐康复。

其实，这很正常。蒙受此类劫难，即便再克制、不苟言笑的女强人也难免内心十分痛苦，只不过不愿意流露罢了。在心身医学看来，不太善于及时表达和宣泄情感，对心身健康极为不利，特别是像女企业家这类情况，完全是种内心的痛苦煎熬，极不利于癌症的康复。

这类情况临床并不少见。这类内心煎熬又非一般疏导所能释怀，必须大悲大喜，才能大彻大悟。大哭一场，未尝不是极佳的宣泄途径。类似的情况我们遇到过不少，很值得正在饱受病痛折磨中的你给予特别重视，或许，你能从中得到某种有益的启示，帮助自己尽早摆脱疾病的纠缠。

总之，有很多方式方法有助于把内心的郁闷宣泄出来，对此，你首先要有这么一个自我认识，特别是肿瘤患者，方式方法是很多的。

三、心结要用心去解

据报载，有一个年轻女人在怀孕不久，便被确诊患上了癌症，只有三个月的生命期限，当她收到这个生命"判决书"后，死亡便成了她的一个心结，但是她并没有就此消沉，她决定用心去解开这个疙瘩，于是她坚定了一个信念：一定要把自己的孩子生出来。于是，她像没病一样照常地生活，结果孩子出世后，她的癌症肿瘤竟神奇般地自行消失了。

要说癌症能不治自愈或自然消失，当初人们都认为这只不过是"天方夜谭"，然而近年的科学研究和大量事实表明，这是完全有可能的事情。

前不久，美国癌症协会发布了一项令人欣喜的研究结果：大约有10%的癌症会自然消失，而且极少复发，目前至少发现有十多种因素可使癌症自然消失，而自我心身松弛和进行自我内心想象练习就是其中方法之一。医学专家调查发现，癌症自然消失的患者大多数性格开朗、乐观、喜欢运动，或者有点偏执，偏执地否定自己疾病问题的严重性。

已有越来越多的研究资料表明，癌症的发生与社会心理因素也有着密切的关系，注重心理卫生不仅能有效地预防癌症，而且还有助于治疗癌症。

得癌其实并不可怕，可怕的是心灵防线的崩塌。相信只要你的心理足够健康，即便不幸罹患癌症，你也可以通过改变自己的不良性格和不良生活方式，最终解开心灵深处的那个不愿提及的死亡心结。

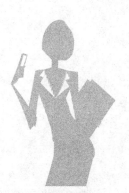

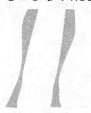

第五种

癌症最爱一丝不苟的职场女

病例回放：一丝不苟，其实是做事认真，但过于认真，身体难以承受。

病理解说：慢性应激是癌症发生的一个重要缘由，最完美的女人往往完败在过度要求面前。

何裕民如是说：都市职场女性，要尽量避免"黑白颠倒"的生活。在白天补觉时，一定要创造出一种安静、黑暗的环境，使内分泌建立新的规律，恢复某种正常状态。

防癌抗癌新主张：1. 烟酒盐糖油，尽量少入口；2. 吃可以致癌，也可以防癌；3. 少吃一口，多活一天。

病例回放

　　"职场的女人最美丽"这句口号最先是从台湾响起的,然后,漂洋过海,席卷了香港、内地。于是乎,所有的职业女性都为这句话微笑。

　　不错,你是最美丽的女人。因为你一直都很努力,你渴望将自己的不同身份的美好形态全面展现给别人,你总是想将所有的工作都做到最好,从而不断攀升,不断成就自己,最大地实现自我的社会价值,似乎只有这样,才能增强你的自信与魅力。

　　也许,对工作无比狂热的你,经常觉得自己的生活已经很舒适了,在自己的职场经历中也体验到很多快感,而且,你还是一如既往地对工作充满热忱,这正是中国女性令人由衷敬佩、肃然起敬之处。你们改变着自己,改变着周边,也改变着国家,参与创造着新的世界历史。有资料提示,世界十个最成功的女性创业者中,中国占了七席。这确实是中国女性让人骄傲的地方。

　　然而,你应该知道,你只是个女人。与天生以事业为命根的男人相比,生理、心理等多方面还是有很大不同的,也许你会说,说这话的人有大男子主义之嫌。其实这既是上帝的旨意,也是大自然的造化。男女在竞技场上,差异是巨大的,男女体魄上的明显差异，也是客观存在的。

如果每一天，你都拖着疲惫的身躯从职场回到家，开始下厨房、操持家务、教养孩子，你要比男人付出更多。当你无法做到完美，或者不经意间有些事情做的不完美时，难以排遣的沮丧、低沉、绝望感等，就会渐渐侵蚀你的大脑，干扰你的身心，问题严重时，你还很可能无法工作。渐渐地，与家人、朋友、同事的关系出现紧张，情绪波动，进而变得自我怀疑、自责、内疚。更糟糕的是，这种种问题也许会威胁你的整个职业生涯，甚至危及健康与生命。这绝不是吓唬你。

楼女士原是某学校的教导主任，一直是先进分子、女强人，临退休前因腹痛，确诊为卵巢癌破裂。姑息手术后出现腹水，化疗没有控制，CA-125[①]、CA-199[②] 均高，症状日渐严重，被判 3 个月寿限。

经中医药零毒抑瘤加外敷，配合化疗后 1 年余，她的各项指标正常，腹水尽消，人亦开始神色俱佳，对笔者感激不尽。

后来，某民营学校听说她是教务管理方面的能人，被某民营学校请她去做去兼兼职。开始说得很好，只要每周来两三个

---

①   CA-125：糖类抗原 CA125 是人体常见激素类型，也是研究最多的卵巢癌标志物，其对卵巢上皮癌、宫颈癌、宫体癌、子宫内膜癌、胰腺癌、肺癌、胃癌、结 / 直肠癌、乳腺癌也有一定的阳性率。

②   CA-199：肿瘤标志物（tumor marker）是反映肿瘤存在的化学物质。是迄今报道的对胰腺癌敏感性最高的标志物。CA-199 升高提示胰腺癌，胆管癌或其他消化道肿瘤的可能。

半天，顾问顾问即可。没想到，她一工作，即十二分投入。在这近七年时间里，CA-125、CA-199 指标反跳过五六次，每次都是毕业和招生工作的前后两个月，每次都被我狠狠地批评："要名(声)不要命"？每次她都虔诚地接受批评，"保证不再这样了"。可每次照犯。

十多年后的一个夏天，她在老公陪同下又来找我了，这是她病情稳定五年多来第一次由老公陪同而来（因为她一直很好强，不希望人们特别关照她）。我一看，大事不妙，极度消瘦加上姜黄的脸、脱光的头发。她对着我，很尴尬地苦笑，说教授又要批评我了。我已经无语了。原来，五月份为了学生安排工作事，她又忘我劳作了。这一次上帝没再宽恕她，忙碌了一个多月后，极度疲乏后送进医院检查，腹水又出现了。两次化疗就打垮了她，我看着她苦笑眼神的背后是惊恐不安与懊恼不已。可惜晚了点，又要重新吃尽苦头，还不知道结果如何。

今天，像楼女士这样的女性，绝对不在少数。怀有上进心，渴望出人头地，本身没有什么不对。只是，需要把握好一个"度"，如果只知道像陀螺一样地转，拼命地干，到头来你只会被这些身外之物所拖累，成为形形色色癌症的入侵对象，被癌症死死盯上。

于娟，山东人，海外及国内拿了两个博士学位后，到上海复旦大学发展，是位年轻的女讲师。2010 年初她被确诊为晚期乳腺癌，2011 年 4 月，31 岁的她去世。她去世前斜躺在病榻上，忍着剧痛，敲打着键盘，写下了充满血泪及生命教训的《此生未完成》一书，告诫他人，特别是年轻女人。在这本书的封面上，写着："我们要用多大的代价，才能认清活着的意义？"发人深省。

于娟回忆分析了她为什么年纪轻轻会被乳腺癌盯上。她说："第一，我没有遗传；第二，我的体质很好；第三，我刚生完孩子喂了一年的母乳（因为有理论说未生育及未哺乳的女性更容易生乳腺癌）；第四，乳腺癌患者都是 45 岁以上人群，我那时只有 31 岁。"

"我想我之所以患上癌症，肯定是很多因素共同作用累积的结果。"

她自己分析原因，她说："我会下死本地折腾自己，从来不去考虑身体、健康之类的词，我只是把自己当牲口一样，快马加鞭马不停蹄日夜兼程废寝忘食呕心沥血，最高纪录一天看 21 个小时的书。""大把挥霍自己的青春与生命。"她自认为"是争强好胜决不认输自控力不强的人"。平素"基本上没有 12 点之前睡过，学习、考 GT，与此同时，聊天、网聊、BBS 灌水、蹦迪、吃饭、K 歌、保龄球，填充了每个夜晚。厉害的时候通宵熬夜，平时就算是早睡也基本上在夜里一点之后"。最后，她意识到"长期熬夜等于慢性自杀"。

她曾经试图用三年时间搞定一个挪威硕士、一个复旦博士学位，日夜兼程，拼命拼得累死，赶来赶去也只是早了一年毕业。她曾经的野心是用两三年搞个副教授来做做，于是开始玩命想发文章搞课题。而且，她还喜欢操心张罗，无意中成了家里的CPU，什么东西放在什么地方，什么时间应该做什么事情，应该找什么人去安排什么事情统统都要由她处理决断。

她身在病房里还不忘学者本性，对同病区一个个乳腺癌病友进行发病影响因素的个案研究，自认为研究样本量超过五十例，足以说明问题，强调以前专家的观点（是指乳腺癌患者病前多抑郁）是错的。她认为"乳腺癌患者里性格内向阴郁的太少太少。相反，太多的人都有重控制、重权欲、争强好胜、急躁、外向的性格倾向。"因为她住的是比较贵的特需病房，不是一般人所能够承受的。因此，在她的研究样本中，这一结论是可信的。的确，"职场狂热女"就常有她所说的这些典型特征，"狂热女"更容易被乳腺癌盯上，同这也佐证了我们观察的结果。

于娟的老公这样评价其妻子："一辆平时就跌跌撞撞一直不保修的破车，一踩油门就彻天彻夜地疯跑疯开半个月。一年搞个四五次，就是钢筋铁打的汽车，被这么折腾地开，开个几年也报废了。"

于娟的临终告诫尤其值得录入在此：

她说："在生死临界点的时候，你会发现，任何的加班（长期熬夜等于慢性自杀），给自己太多的压力，买房买车的需求，这些都是浮云。如果有时间，好好陪陪你的孩子，把买车的钱给父母亲买双鞋，不要拼命去换什么大房子，和相爱的人在一起，蜗居也幸福。"她又写道，"若天有定数，我过好我的每一天就是。

若天不绝我，那么癌症却真是个警钟，我何苦像之前的三十年那样辛勤地做蜽拵①？名利权情，没有一样是不辛苦的，却没有一样可以带去。"她反复叮嘱："活着就是王道，如是记之！""一定不要熬夜！"

这些，字字泣血，饱蘸着生命的代价。难道还不足以唤醒人们认清活着的意义吗？

土耳其有一句谚语："快是魔鬼的使者。"快不仅使人折寿、生病，而且使人易于犯错。新近有一本畅销书《思考，快与慢》，作者是美国的丹尼尔·卡尼曼，他就在书中强调："快"往往是人们犯下许多错误的主要原因。

人们常常认为，快是现代科技的产物。高科技促使人们越来越快。从过去的徒步，到马车，到汽车，到火车，到高铁，到飞机。似乎是速度越来越快，人们就越来越有主动权。其实不然，《科技想要什么》的作者，美国学者凯文·凯利研究后认为，快，的确是科技的进步，导致世界的发展和人类生活的日趋加速，这是事实；而科技进步导致的负面后果，包括现代许多人快速得无法自我控制，没法刹车，这也是事实。他引用作家马特·里德利的话说："如果我们保持现有的模式（指被生活"驱使"，很难慢下来），就很难维持生存。"为此，我们陷入盲目的狂躁之中，疯狂地、积极地、不停息地、痴迷地

---

① 蜽拵，又叫蜽，传说中的一种爱背东西的小虫，爬行时什么都背着，越背越重，再累也不休止。

使用着新技术，自己的工作及生活节奏越来越快，特别是那些既主内、又涉外的"好女人"们，使自己像陀螺一样拼命地日夜旋转着，一刻也无法停顿，榨干了休闲及调整时间，与此同时，身心的疲惫感与日俱增，生活的满足感却越来越低。总有一天，陀螺般旋转着的身体实在不堪重负，越过了临界状态，崩溃了、生病了，甚至被癌症盯上了。

现代快节奏的生活，多多少少要对今天城市人群癌症高发（也包括冠心病、糖尿病、高血压等的高发）负相当的责任。上海等沿海发达城市带此病发病率最高，远高于内陆，就是明证。另有佐证：非洲总体经济虽然还很落后，但非洲部分城市快速进入工业化、现代化，生活节奏加快，目前这些城市的癌症、心脑血管疾病及糖尿病等也处于持续高发状态，开始呈现出飙升态势。

这不，网络出现了时髦的新名词"匆忙症"。有网友调侃说："急事快快做，缓事当天出。大事优先办，小事要兼顾。忙得眼发直，累得屁股木。喝茶看报纸，哪有闲工夫。"匆忙症被称为是"新的杀手"。除了癌症外，研究表明它还可促使许多与慢性应激有关的疾病的高发，如糖尿病、高血压、冠心病、肥胖、哮喘、慢性疼痛性综合征、传染病、消化功能紊乱、精神障碍、偏头痛、变态反应等。

病 理 解 说

相关研究表明，近年来，由于社会压力大增，越来越多的职业女性不得不在工作中拼命。反过来，女性由于压力大、抽烟喝酒、晚睡晚起、缺乏足够运动、使用含雌性激素的补品和化妆品、单身、晚育以及生育后不哺乳等因素，让更多的都市女性成为妇科癌症的高发人群。第一章所罗列的大、中城市女性癌症发病率增幅已有超过男性的趋势就是一个醒目的提示，这实在是任何人都不愿看到的残忍事实。更令人不安的是，这一趋势还在不断地加强。

曾经写《滚蛋吧！肿瘤君》的熊顿，是个能干而且坚强的女人，一个人从浙江到北京打拼，因为漫画画得好，早就为人所知。

2011 年 8 月，熊顿因一次摔伤到医院检查，被告知已身患非霍奇金淋巴瘤。这是一种恶性程度较高的癌症，著名的央视播音员罗京、演员李钰等，都是罹患这种癌症去世的。

我在门诊中也接诊了不少非霍奇金淋巴瘤患者，好几位是影视界、演艺界的工作狂，还有一些则是从事企业经营的老板、销售老总，以及要做最好自己的李开复等，他们的职业一听就知道不是轻松的岗位。当然，青少年也不少。

观察表明，之所以被非霍奇金淋巴瘤盯上，有两个重要因素值得一提，一是长期处于慢性应激状态，包括可能有慢性炎症而自己不自觉，青少年中这类情况相对较多；二是长期的职业性疲劳。简单说，"工作狂"易生此病。

比如说一位长期从事一家超大型企业管理的老总，每天马不停蹄地奔波，天天叫"累啊累啊"。结果，2003年中了一个非霍奇金淋巴瘤的"大奖"。一位是1998年刚刚从台湾跑到上海来创业的三十出头的郑先生，创业之初的艰难可想而知，2002年确诊为此病。还有几位演艺界、影视界的就不用多说了，她（他）们常常都是几个月日夜颠倒，没法休息。当然这个病如果放慢生活节奏，应该说还是很好控制的，我诊疗的这类患者中，过了十来年，二十来年的不下十位，还都在享受着生活的乐趣。

鼓捣我一定要写《癌症只是慢性病》的是位大出版集团的销售老总，他是1998年生的消化道非霍奇金淋巴瘤（胃恶性淋巴瘤），20年过去了，虽已从原单位退休，但然奋战在个人事业努力的第一线。

眼下，这种淋巴癌在女性中的发病率开始明显升高，而且，很多都是年轻女性，比如熊顿。得病前的熊顿，自诩为"一个剽悍的女子""仗着自己壮汉型的体格晨昏颠倒，三餐不定，K歌必定刷夜，聚餐必喝大酒，冬天衣不过三件，从来没有为健康操过心"。生病后，她的生活只能在家和医院间两点一线。2012 年 11 月，年仅三十岁的熊顿，因病情恶化而遗憾离世。可以说，"工作狂"大大提高了女性癌症的发病率，降低了女性癌症的发病年龄。

其实，女性工作狂容易罹患多种癌症。说到底，"工作狂"持续超越了生理极限，加剧了女性的功能失调，压垮了女性健康防范的最低防线，最终引起了"决堤效应"，各种问题接踵而至，包括多种恶性肿瘤。本质上，这难道不是"女性工作狂"惹的祸？

造物主在创造世界时，是经过精心设计的，从而有了女性男性生理上和心理上的种种不同，以及两者相对更为适宜的生活及工作方式。过于违背规则，可能就会铸成大错。很多情况下，女性太要强，有时候会付出惨重代价。

为什么会出现这种可怕的现象呢？有些机制人们已有所了解，夜间值班期间常常是灯火通明，而太过明亮的灯光，会使女性体内产生褪黑激素的自然周期发生明显改变。正常情况下，褪黑激素是在天黑之后，人入睡时分泌的，显然，夜间的灯光减少了人体褪黑激素的分泌。而对女性来说，这将增加体内雌激素的产生，雌激素的增加与患乳腺癌乃至其他妇科肿瘤都有着较为直接的关系。那些日夜颠倒的人们之所以癌症高发，雌激素过度分泌是原因之一。

几十年前，电的普遍使用不能保证，电视还不普及，那时候人们的作息更多地依照太阳的升起和降落。没有可娱乐之事，确保按时睡眠不难。这种跟着太阳转，看似落后的生活方式，其实是最健康的。中医学就强调了"天人合一""天人相应"，人的生物节律和自然界变化规律是相呼应的，所谓"顺应自然"就是按照自然规律来生活。《黄帝内经》对起床和入睡有个总则——"必待日光"，强调要按照太阳的起落为准。

作为职场女性，要尽量避免黑白颠倒的生活，如实在无法避免，则可采取一些方法来为自己撑起"保护伞"，保证自己拥有充足的睡眠。很多懂养生的人，就算夜里值班，也会争取在子夜时分稍微眯上一会儿，因为中医学很讲究"子午觉"。子是夜半十一点至子夜一点，午是中午十一点至下午一点，这两个时间节点，犹如生命的两个重要驿站。再忙碌的生活，在这两个节点上，也要稍微停顿一下，歇一歇，加加油，稍微眯一会儿，这对黑白颠倒的生活大有裨益。在睡眠时，要尽可能创造出一种宁静、黑暗的环境，把窗帘拉上，模拟黑夜效果，使体内的褪黑激素的分泌尽可能趋于正常，而不是彻底打乱。

慢性应激的产生，核心原因是压力与快节奏。现实生活中，很多"快"是迫不得已的，但也有许多"快"是人们自找的，压力也同样。高压力人群中，部分压力是属于现实生活或工作中的客观存在，没办法回避，但也有很多都是人们自揽的。比如，自己不断给自己施加压力，今年挣十万明年想十五万，别人家房子精致装修，我家非豪华装修不可，不断提高自我的欲望值，明明有车就可以了，有了"别克"想"宝马"，有了"宝马"要"宾利"，别家孩子去了欧洲，我家孩子必须去美国，等等这些，就是自找的，自我强化的。生活在"自我欲望的跑步机上"。自找的也好，难以规避的也好，都使个体长期处于慢性应激状态。而慢性应激的危害性，前已详细述及。

因此，在这里，重温一下诺贝尔奖得主伊丽莎白·布莱克的教诲是有意义的：完全规避或免除压力或应激，这是不实际的。重点在于人们对待日常生活的反应，当面对压力、挫折及快节奏等，要学会及时稀释、接受与释放，而不是转化为慢性应激，令其发酵，更不可耿耿于怀，自我徒增压力，不能释放，关键的是要学会适度地放慢节奏。须知，事情是永远干不完的，追求是永无止境的，与其如此，不如学会调整一下节奏，为明天储存得更多些，更好些。

从今天开始，我们应该适度放慢工作和生活的节奏，工作的时候应该快节奏，休闲的时候应该慢节奏，应该让生活与工作友好握手，在快慢之间保持张力。

特别要强调这一点，尤其是城市中的女性，应该学会在适当的时候踩刹车，减慢生活，减法生活。你如果能够做到这一点，你就可以很好地储存明天。

据统计，最近十年间，我国乳腺癌死亡率增长了 38.4%，成为城市中死亡发生率增长最快的癌症。其中，90% 是那些性子急，一直生活在快节奏中的女性，近 70% 是"工作狂"的职业女性。鉴于此，姐妹们，还不放慢你们的生活步伐吗？学会事情"少管点"，目标"低一点"，节奏"慢一点"。

有姐妹可能会说这很难做到。其实不然。我四十岁以前也是急性子，三十二岁当上市劳模。四十岁体检，发现一连串严重的健康威胁。痛定思痛，从减慢节奏开始，二十多年过去了，多数警报解除了。

何裕民如是说

今天，"朝九晚五"的工作模式已不能完全概括现代人的工作状态。夜班出租车司机、24 小时便利店员工、网吧管理员，越来越多的都市人群加入到"夜班族"的行列，这其中自然也包括广大职业女性。

笔者认为，每个人的身体都有一个他自己所看不到的平衡体系维系着，女人更是如此。如果经常上夜班，女性身体的昼夜节律就会发生紊乱，这样一来，其多项生命功能就没办法建立起稳定的昼夜规律性波动趋势，结果便是，神经—内分泌系统功能每每失调，雌激素、孕激素分泌不平衡，而这种情况极有可能会导致或促使乳腺癌、子宫肌瘤、子宫内膜癌、卵巢癌等的发生。

笔者的患者中有一位金女士，她在接受我的治疗时，首先向我讲述了她得癌的过程。她说，由于工作原因，她不得不长期上夜班，过着"黑白颠倒"的生活。工作辛苦倒也罢了，更让她感到备受煎熬的是，每天一到晚上，她就会莫名其妙地出现高度紧张，而且还经常失眠。更为糟糕的是，刚刚四十一岁的她，被查出得了乳腺癌。

经常上夜班的都市女性与上正常班的女性相比，得乳腺癌的危险要高出一半，与上正常班的女性相比，连续上夜班超过三年的女性，患乳腺癌的危险高出 60%。作息毫无规律，老是三班倒的女性，与上正常班的女性相比，更是高出 1.3 倍。为什么会出现这种可怕的现象呢？就是前面述及的，夜间的灯光减少了人体褪黑激素的分泌，对女性来说，这将增加人体雌激素的产生，而增加的雌激素与患乳腺癌有着最为直接的关系。

女性长期上夜班，还容易得胃癌。这是因为，女性连续加班，经常错过晚饭时间，忙碌了一整天，晚上和朋友一起吃夜宵是很多职场女性的习惯。经常吃夜宵或晚饭吃得太晚，都会增加胃的负担，长期下去会增加患胃癌的风险。

作为都市职场女性，如果你实在无法避免"黑白颠倒"的生活，你也不必恐慌，你可以采取一些方法来为自己撑起"保护伞"。具体来说就是：为自己补充营养，多吃利于消化的食物；保证自己拥有充足的睡眠，在白天补觉时，一定要创造出一种宁静、黑暗的环境。如果完全适应了"黑白颠倒"的生活，内分泌又会建立新的规律，恢复某种正常状态，如此，对身体的不良影响就会减少。

笔者曾兼任国家科技部"十一五"重大支撑项目"亚健康"课题的负责人，经研究认为，中国人的健康状况，特别是城市职业女性堪忧，很大程度是健康意识问题。不生病，没有意识到健康的"不可替代"。中国恶性肿瘤之所以五年生存率低，也与此有关。这主要有两方面原因：其一是有了一些症状、很可能是癌前病变，不在乎，不当回事，能拖就拖，能挺就挺，以致贻误了最佳治疗时机；其二是许多已稳定康复了的患者，忘了自己的患者角色，追求身外之物，又恢复当年之"勇"，终致麻烦，甚至不救。这方面，笔者的患友中，有太多这方面的惨痛案例。

防癌抗癌新主张

一、烟酒盐糖油，尽量少入口

今天，面对各种癌症多发的严酷现实，防癌显然已经成了女性必须高度重视的大事。防癌包含许多方面，改变生活方式也是其中很重要的一个方面。

那么，你知道如何改变生活方式吗？它又包括哪些内容呢？其实说起来也不复杂，大体上也无外乎起居有规律，工作方式合理，张弛有度，要学会放松，脑体协调，经常进行体育锻炼等。当然，它还包括如下这几个比较重要的方面，你不可不知：

（一）尽量少抽烟、不抽烟

在中国，近年来因为女性烟民的增加，死在吸烟导致的癌症上面的女性也呈上升趋势。

为什么不早点戒呢？1994年以前我也抽烟，而现在一支烟也不碰，因为我明确得知，抽烟不仅可以诱发肺癌，也可以促进乳腺癌、食管癌、胃癌、膀胱癌、胰腺癌、鼻咽癌等等。据研究：母亲抽烟，子女患癌症的概率都要明显上升。

美国控烟很成功，已经使肺癌的发病率在二十多年里下降了23%，通过数据，我们可以发现抽烟量和死亡率是同比的。

经常看到一些年轻女性用纤细的小手夹住细细的香烟，吞云吐雾此时的我往往会油然升起一股怜香惜玉之悲情，仿佛看到娇小美貌外表的里面，这些可怕的云雾正在侵袭她娇嫩的肺脏，染黑她的肺泡，致使一些异常细胞蠢蠢欲动，而不仅仅是加速容貌衰老，皮肤起皱，色素沉着等。

（二）尽量不喝酒、少喝酒

近年来国外研究表明，凡含酒精的饮品都对癌症有促进因素，包括啤酒。当然，在聚餐的时候，你偶尔喝点红酒或啤酒，笔者并不反对，但是你要意识到酒精都是有害的。

以前我们认为酒精对心血管有好处，但后来的研究非常明确地肯定，酒精对癌症来说都是有害的。女性若长期中度饮酒和重度饮酒可以直接诱发口腔、咽喉、食管、胃、胰腺感染，可以增加患乳腺癌、卵巢癌和肠癌的发生概率，而且饮酒量和危险性成正比。酒喝得越多，越早患癌。

由于生理特点所致，部分女性酒量大得惊人，她们总以为自己不怕酒精。其实，临床上，女性陪酒过量以至于猝死的案例，时有所闻，女性长期饮酒导致的癌症，也非罕见。笔者有个案例为证：一位33岁的女军官，酒量特大，每次宴请她都是桌上宾，帮助首长一起劝酒，或抵挡他人敬酒。由于酒量大得很惊人，醉倒过几次，但总认为没事，没有乙肝史的她，33岁那年年初居然患上了肝硬化，年底进一步检查，发现了小肝癌。

（三）尽量控制盐和糖摄入

要减少白色"毒品"摄入，主要是盐和糖。

有一份很严谨的研究表明，每天成年女性的盐摄入量应在6克以下，而一份标准的比萨饼套餐，含盐量就是12.3克，是两天的盐，放在一顿吃完了！

许多快餐之所以那么受女性欢迎，就是因为重味，糖、盐放得多，请你为了健康少吃垃圾食品。

临床上，我们已经发现多例因长期食用快餐而诱发的女青少年鼻咽癌患者。

几年前，有一个美貌的女孩，留学英国，二十二三岁却患了晚期鼻咽癌骨转移，只能回到国内治疗。我始终搞不懂，她既没有家族史，也不生活在本病的高发地区，为什么会年纪轻轻患上此病？因此，我对生鼻咽癌原因很感纳闷。反复追问她父母，方知由于家庭条件很好，她从小学时候起午餐就是以肯德基、麦当劳为主，16岁到海外留学更是以肯德基、麦当劳为主餐。十多年的垃圾食品堆积，这些重盐重油加烧烤的快餐，诱发了美貌的年轻女性过早产生了鼻咽癌。此后，我对于这一现象多加留神，又陆陆续续发现多例类似病情。

糖也一样，过量摄入，有害无益。我们对上海地区两千多位女性癌症患者的饮食习惯，以及通州地区近2000例癌症患者的生活方式调查，结果都表明长期喜欢食用精美的糕点，是这些女性肿瘤患者的共同特征。可以明确地说，糖的摄入过多是诱发多种癌症的危险因素之一。所以，在平时的烹调和饮食过程中，请你一定要注意控制盐和糖的量，尽量不要食用过咸或过甜的食物。

（四）尽量控制油的量

还有一个是油的问题。

你可能已经知道了，多食动物脂肪不好，其实，植物油你也要控制。

我主张你的食油量每天最好控制在 25 克以下。如果你是乳腺癌、卵巢癌、肠癌、肝癌或胰腺癌患者，你更要有所控制。

不是叫你不吃油，而是要尽量少放一点。中国菜味美，却往往食用油用得特别多，现在我国平均每人每天摄入量在 40 克以上，严重超过了生理需求。尽管有长链 / 短链、饱和 / 不饱和之分，但植物油毕竟也是一类脂肪酸，也是油脂，过多摄入堆积在体内，有损健康，甚至加速癌症的侵袭。

临床一类情况特别值得重视，有很多肠癌、乳腺癌、卵巢癌的中年或老年女性患者，肥肥胖胖的，她们通常有一个共同特征：作为家庭主妇，她往往是最后一个吃饭，不管剩多剩少，因为不舍得扔，连油带汤渣，一股脑儿丢进自己的胃里。这些人油脂类摄入大大增加，而油脂类增加可以明确地导致乳腺癌、卵巢癌、肠癌等的发生发展。

在植物油中橄榄油最好，棕榈油最差。在选用植物油时，条件许可的话，建议你多用橄榄油，少用棕榈油。

二、吃可以致癌，也可以防癌

研究表明，食物对癌症的启动和促进都可能有影响。就是说，合理的膳食结构可以阻断、终止癌细胞的进程，有助于防范癌症的发生与发展，而不良的膳食结构恰恰相反，可以启动、触发、加速癌细胞的发展进程，即促进癌症的发生、发展。

即使已经进入癌症晚期阶段，合理的膳食结构也有好处。

所以请你注意，任何时候改变膳食结构都有益。防癌的饮食和原则是以低脂肪为主体，脂肪占总热量的30%以上；加上适量的优质蛋白，不是高蛋白越多越好；同时还要低糖，多纤维素，食谱宜广宜杂。

笔者治疗过一个内蒙古的女性患者，她原来是个音乐工作者，乳腺癌术后，来上海求治。因为她通常半年来一次，术后第一年，化疗加吃中药，控制得不错。一年半后，她第三次来时，我一看不对，她原本身材挺不错的，现在体重明显增加了，她姐姐陪同她来，我特意告诫她要特别注意肉类的摄入量，因为肉类的摄入过量会导致肥胖，肥胖会促使乳腺癌的复发，姐妹俩朝我看了看，没有吭声。第二年年底第四次来时，患者更胖了，我看情况不好，我说：不是关照你要控制体重，怎么没控制？妹妹看了看旁边的姐姐，说：就是我姐姐和我父母商量定了，说这个病必须增加营养，所以每天让逼着我多吃肉，现在体重比手术时增加了50多斤。我当时的话，说得很重。我说：

你这个控制不住，问题肯定严重，必须控制。她们这次到上海来，同时也为了做个复查。一个星期后，姐妹俩匆匆跑来看我，面色凝重，不仅乳腺癌复发了，又出现了新的问题——结肠癌。一些关于吃的错误观念必须纠正。女性癌症患者，特别是城市里的癌症患者，大鱼大肉类的膳食结构绝对不是好事情。食补，适用于农耕社会，对于今天营养过剩的城市人来说，不仅仅不应该补，还应该强调合理的膳食结构。

三、少吃一口，多活一天

防癌强调从日常小事做起。这里我只谈两点，一个是从饮食角度，一个是从个性改变角度。这两个都很重要，如果你都做好了，至少可以减少促癌因素的 70% 左右。所以，怎么换种活法来防癌，第一个要点是防止吃出癌。

这些年随着生活水平的提高，尤其是今天城市里的居民，富营养化趋向非常明显。所谓富营养化就是营养过剩，与之直接有关的就是肠癌、乳腺癌、卵巢癌、肺癌、肝癌、胰腺癌，都是吃出来的。

2011 年年底，国际抗癌联盟发布了一个消息，说癌症患者的两大促成因素，一个是肥胖，一个是酗酒。肥胖就是过量吃、过营养吃，所以管好嘴是最重要的。那么你该怎么管呢？

首先，少吃一口，多活一天。如果你是四五十岁以上的女性，你一定要少吃一口，特别是晚餐。这样一来，一则可以很舒服，二则可以减少心脑血管、糖尿病、代谢性疾病、高血压的可能性，也能减少癌症的发生率。肥胖是癌症的第一元凶，一般瘦的女性患癌比较少，胖的女性患癌比例比较高。

很多家庭主妇没有什么生活压力，为什么中老年以后会罹患癌症，很重要一点，就是吃晚餐时她喜欢"大扫除"，残渣剩饭统统一扫而尽，吃出了肥胖，吃出了癌症。

其次，不要吃得太好，不要吃得太精美，要吃得粗一点，特别要少吃那种精美甜食。记住，越好吃越美味的东西，大多是不健康的。

最后，少应酬，不喝酒。应酬的时候，吃进去的肯定比平时多很多，所以你要尽量减少应酬。

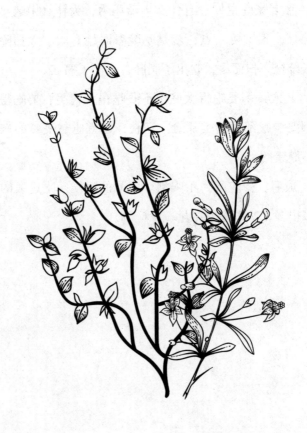

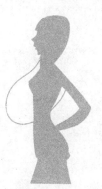

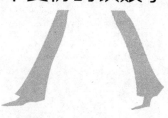

第六种

癌症最爱永不妥协的铁娘子

病例回放：大中城市女性癌症发病率已超过男性，都市女性成为妇科癌症的高发人群。

病理解说：工作狂加剧了女性的功能失调，压垮了女性健康防范的最低防线，降低了女性癌症的发病年龄。

何裕民如是说：工作绝对不是你人生的全部。毕竟，生活的概念要比工作大得多；生命的意义，也不能仅仅依靠工作上的成功来证明。

防癌抗癌新主张：1. 学会慢生活，享受新生活；2. 强要强在这里，切勿轻言放弃；3. 一步一步走，要有耐心劲。

病例回放

"拼命三郎"和"拼命三娘"是一样的，都是过度透支后身体扛不住，出了大问题的。

几年前，我们发现了乳腺癌的"深圳三十岁现象"，在《癌症只是慢性病》一书中曾经对此做过介绍。

这里面还有一个小故事。

我带过一位曹姓的女博士，博士课题与癌症有关。2006年将毕业前，她两次跟我去深圳出差。刚到深圳，对深圳感觉特好，主动与接待人员提出，希望能在深圳发展，对方也十分乐意接受。

我在深圳原本有几百名癌症老患者，一直接受我们的医疗方案，包括中药汤剂调整。每次去还会有许多新患者在老患者的介绍下，要求帮助。这两次出差，前后十余日，约四百余名深圳患者找我诊治，曹某作为博士的工作是侍诊抄方。

第一次出差结束，曹某问了一个问题："为什么深圳三十岁上下的乳腺癌患者特别多？"第二次出差结束，曹某说："我坚决不留在深圳了。"原因就是她注意到深圳的外来女性中患乳腺癌的集中在三十岁上下，并且高发。

笔者2010年夏，有一天在石家庄中心医院会诊，上午二十多位癌症患者中总共有4位女性肺癌患者，4个人都是职业女性。她们承认自己平素极其较真，一丝不苟，另外还有2个女性胃癌患者则都是财务工作人员，更是一板一眼，认真到了顶点。她们都看过我的书（或者听过我的讲座），认为我太了解她们了，所描写的就是她日常工作和生活的真实情况。

有位朋友给笔者发了一条短信息，我一直储存在手机里，时常打开与朋友，特别是病友们共勉。这段话是说："若要活得长久些，只能活得简单些；若要活得幸福些，只能活得糊涂些。"这句话虽然简单，但很有哲理，尤其对许多癌症康复期的女性患者，颇有醒世意义。

曹博士跟我侍诊多年，对各地情况也有所了解，她所说的的确是事实。根据我们长期观察，上海、北京，包括广州等大城市的乳腺癌患者，年龄段集中在38~50岁，农村还会晚5~8年（这已经比国际平均的中位年龄58岁提前了10多岁）。但深圳有个奇怪现象，27~33岁会突兀地冒出一个高发人群段。这些女性无一例外皆是来自内地的大学毕业生，都十分优秀，到深圳打拼，才刚过了五六年时间，绝大多数干得不错，已开始有了自己的一份比较体面的事业或工作。就在这个时候，乳腺癌魔击倒了她们。

在20世纪90年代后期，我们就发现一个有趣而难解其谜的现象。城市女性癌症患者中，三类职业女性特别突出，第一类是财务、会计（或者说终生与数字打交道的，如审计、统计、银行工作者）；第二类是教师，尤其是中小学教师；第三类则是办公室的一般中低层管理人员，如文员、办公室秘书等。此外，从事人事、统战、信访、接待（办公室主任）等工作的女性也容易患癌。这些职业可能是要求比较严谨而矛盾相对较集中。由于她们的相对人数较少，故在临床上不像前面几类那么突出。

最初，看到门诊女性患者中从事这些职业的特别多，我百思不得其解。乳腺癌、肺癌、卵巢癌患者中，这类职业者占了2/3，特别是城市女性肺癌患者，集中在这些人中间。可以说，女性肺癌的第一高发人群就是财务或和数字打交道的职业从事者。

一般财务室里都是女同志，"二手烟"被污染的可能性绝对没有其他职业高，而最容易被环境污染的清洁工、操作工、营业员等女性为什么却很少患肺癌？显然，不能用污染或被动吸烟等常规理论来解释。

时间久了，思索多了，便恍然大悟。原来，上述职业都有一些共同的特点：

（1）她们所从事的都是必须很认真才能完成的工作：像财务、审计、统计之类，天天与数字打交道，一个小数点都不能错，一点差错就出问题。而且一旦出错很可能就是大问题。

（2）这类职业的技术"门槛"不高，许多人稍微培训一下，就能上岗，所以她们的职业心理保障能力不是很强，危机感极强。

（3）职业正性回报率并不高，社会成就感不强。财务，永远总是财务，时间久了无非是老财务。中小学老师也一样，充其量成为老教师，不像大学老师可以升教授。办公室高层人员还有上升空间，中低层则可能一辈子在原位打转。

（4）自我掌控能力弱，没法操控自己的工作。在这些职业中，受他人牵制，工作环境影响的概率比较高。

工作的性质迫使这些职业女性只有加倍努力，小心谨慎，兢兢业业，细致再细致，才能确保职业安全。多年做下来后，职业习惯及需要已经泛化成了生活的基本态度，并逐步演绎为她们的个性特点。她们往往造就了一种很特别的性格——我称其为"财务性格"——什么都追求完美，什么都不放过，什么都一丝不苟，什么都要做得最好，而且性子急，什么事情都强求第一时间做好。由于对自己、对他人的要求都很高，她们职业圈内人际关系不太可能轻松、和谐。在诸多因素的综合作用下，她们比其他女性更容易患上癌症，也就是情理之中了。

病理解说

"职场狂热女"为什么更易被癌症盯上？这可以用一个机制来解释，我把它称为"蜡烛理论"。

中医学的《黄帝内经》中有个经典理论——"少火壮火"说，认为"少火生气""壮火食气"。所谓"少火"，就是适度的、恰到好处的、不是很旺盛的生理功能。"少火生气"就是指这类适度的生理功能（少火）能够帮助体质更趋于稳定和壮实（生气，源源不断地产生及补充着"气"）。所谓"壮火"，就是过于强旺、十分亢盛的生理功能。这类功能状态每每"食气"，大量地消耗着"气"，从而使得功能日益趋于虚弱、失调和病态。

我们可以用蜡烛现象来阐述：一根同样长度的蜡烛，点着"小火（少火）"，火势不大，亮亮的，常可以持续点很长时间，因为火势恰到好处，不是很大。

如果火势很大，就叫"壮火"，"壮火"表现出功能非常亢奋，尽管很亮，看上去很有活力，但很快就因为蜡过多过快消耗而熄灭，这就是"壮火食气"。

其实，生命现象何尝不是如此？

我的研究生同学胡文骏医师在20世纪80年代初读研究生

时就做过一个研究，对象是五六十年的上海市级运动员。研究发现大运动量的运动员并不长寿，且晚年身体状态普遍欠佳，但经常运动，或者说长期适度运动的，身体普遍比较好。这就是辩证法。

历史上，人称"山中宰相"的陶弘景是南北朝时期非常著名的养生大师。他说过一句十分经典的话："人欲常动，但不可大疲耳。""壮火"就是始终处于拼命燃烧的"大疲"过程中，很快就消耗殆尽。因为人的寿限是个常数，人的代谢总值也是个常数，就像自然界所有生物、有生命的东西，其代谢总值（甚至包括心跳）都是个常数一样。你拼命地挥霍，它当然消耗得快，同时也衰竭得越快。用北京大学王一方教授的调侃来说："每个人都是排着队，走向坟墓的。也许，有的人匀速地走三万天，有的人拼命地走却只走了两万天，有的人却可以优哉游哉拖上个四万天。"你使劲地加速度往前冲，最后结果一定是走得越快，死得越早，寿限被你自己拼命地折腾没了。更何况使劲地加速度往前冲，往往跌倒栽跟头的机会更高，出意外的概率大增，也许根本拖不到寿限就夭折了。

好车一般能够跑上 100 万公里，你天天油门踩到底，最高速度狂奔，也许跑上 30 万公里就报废了，更也许刚刚狂奔了十万公里就出大车祸了。年纪轻轻罹患癌症，不就是出了大车祸吗？

美国是世界上生活节奏最快、竞争最厉害、最讲究拼搏的国度（就整个国家而言）。2013年初，被授权的美国权威学者刚刚公布的国家层面的研究结果表明，在全球十六个发达国家中，美国人的平均期望寿命最短，健康方面问题最严重（综合而言），多项癌症发病率高于其他国家，用在医疗保健方面的人均费用是其他发达国家的两倍多。这让整个世界及美国专家本人都非常惊讶，深受刺激。为什么？就是因为它的文化迫使国民始终处于一种狂热的竞争状态，"火势"太旺，很快就耗竭了，期望寿命自然短了，健康问题也就多了，这过程中更容易引起生理上的偏差，其中恶果之一就是患癌。

中国何尝不是如此？深圳的乳腺癌三十岁高发现象说明了这一点。近几年全国癌症发病率普查，上海癌症年发病率标化后的数值比全国平均水平高出40%，同样印证了这一点。

我们前面提到了很多因素可以致癌，许多理论都可以解释，然而，癌症发生的机制不是上述因素单一的作用，也不是简单的堆积，而是典型的复杂系统的综合效应的结果。人们现代习惯于把它比作"沙堆效应"。

在具体阐述之前，我先讲一个案例。

有个患者，是做汽车配件的，1998年时他的企业已经不错了。当年年底，他要去北京与老外谈个生意，已经约好，他是操劳型的，什么都管，且讲究效率。晚上的飞机，他在公司里张罗到差不多的时候才起身去机场。那天有点下雨，路面有点滑。赶去机场的路上，他的车和别人撞了，于是下来帮着司机与别人理论，淋了点雨。因为有要事在身，很快处理了，也尽快赶到机场，可惜飞机已经飞走了。当时，他感到有点不舒服，因为淋雨了，就在机场宾馆住下了。第二天一早，头班飞机赶到北京，但非常遗憾，欧美的谈判代表已经走了。返回首都机场的路上，他发现自己很不舒服，助手一看发热了，赶快调头回北京急诊治疗。经查确诊为胆囊炎急性发作。他原来就有胆囊炎，但一直没有征兆，也没有发作过。他只好在北京住院治疗，整整治疗了半个月。一个小车祸，订单丢了，人也病了，企业也出了不少问题。一两个月以后，他把企业调整好，人也重新恢复了活力。几个月后，家人见他脸色发黄，出现黄疸，检查结果是罹患了胆管癌。我很早就提醒他注意，叫他控制好胆囊炎症。他以忙为理由，一直没当回事。这个案例很典型、明确，就是个叠加效应，如果这场雨不淋，如果飞机能赶上，如果订单不丢，如果没有重感冒，也许，今天他的病还会停留在严重的炎症状态，不至于发展到癌症。

他原本就有基础性的病变存在，表现为严重的胆囊炎症（可能还有局灶性的癌变），一连串的诱发因素加速了癌变发展进程。他原来的胆囊炎，只是慢性的炎症，虽部分细胞可能已癌变，但这部分癌变细胞和机体本身处在一种相安无事的状态。此时，可能机体自身的免疫识别／监控／清除能力还可以控制局面，限制这些癌变细胞的扩张及发展。因为一连串的打击，暂时击溃了自身的免疫能力，并诱使癌变细胞的扩张及发展过程加快，几个月后，问题爆发了，临床出现症状。

我把上述过程简单形象地归纳为"同花顺"理论。打牌的都知道"同花顺"最大，凑成一把"同花顺"很不容易。其实，每个人身上都有健康的防癌机制，也都有易致癌的不健康因素，每个人的基因不可能完全正常，故基因很可能就是第一张"黑桃"。饮食上我们吃五谷，在今天环境中，肯定有很多毒素在体内积累了，再加上农药残留，长期的劳累紧张、沮丧等因素，第二、第三张"黑桃"凑上了。凑够五张以上连号的牌就会患癌。到了一定年龄，任何人体内癌变细胞一定是有的，只不过平素这些癌变细胞是走走停停，多数处于休眠状态，或者被限制状态，有时它甚至会倒回到原先的正常状态（也就是癌症自愈了），前面提到的许多因素或不良生活方式，只是不断地诱导它进入快速的增殖状态，不断地把后面几张"黑桃牌"凑上去。后面这些事件，真的成了"压死骆驼的最后一根稻草"，促成了癌症的生成。

大家知道，小孩子玩沙堆，不断地堆积沙粒，也许最后只需要加上一小捧沙，整个沙堆的结构就会紊乱，甚至会崩塌，这就叫"沙堆效应"。20世纪90年代，美国科学家巴克提出"自组织临界"理论，说得简单点，我们身体大部分现象是不能用传统物理学定律来解释的。传统物理学定律就是因果律——简单的、线性的细菌侵犯，人被感染，生了某某炎症，这就是因果率。但癌症是复杂现象，复杂系统自己本身有相当稳定的机制，通常可自我调整，只是各种因素叠加到一定程度，超过"阈值"，它才会出现"突变"。因为系统中一部分会影响其他部分，就像多米诺骨牌效应。生活方式致癌就是这个特点，往往是多种因素叠加，你光喜欢吃肉不一定生肠癌，内蒙古人吃肉比我们大多数人吃得多，但他们的肠癌发病率并不高，所以，还需要其他因素叠加。这个原理，我们称之为"同花顺"效应。

"同花顺"理论告诉我们：

（1）生活方式致癌（也包括其他病）是多环节叠加，要注意叠加效应，我们讲养生要"管好嘴、迈开腿"，但还缺一些，如"安顿好心、优化生活方式"等。

（2）关键要预防"关键点""临界点"，前面案例就是突然事件后诱发癌症加速度，很多患者都有这个特点。

（3）千万不要凑上最后一张牌。

（4）防范癌症（包括其他生活方式病）也需要用"同花顺"来压"同花顺"。现在人们把控制癌症的宝，常押在新药或中药上，都是有问题的。

那么，怎么杜绝把最后一张牌凑上去呢？这里，关键是要留意自身变化的蛛丝马迹。我接触了很多癌症患者，仔细研究他们的发病过程，发现癌症的"临界点"其实是有征兆的，出问题之前身体是会发信号的，就像最后一小捧沙子没放上去之前，沙堆已经有松动现象了。现在媒体说的癌症十大征兆，其实都已是晚期的事了，有的已出现转移了。身体变化的蛛丝马迹要及早注意，比如说最近感觉很累，以前没有，最近却觉得脚酸得很，莫名其妙出虚汗等，都可能是征兆，这个时候你赶快放下手头的事情，注意休息，也许可以避免危机的发生。

还有，人们对健康的重要性都有认识，但多多少少都存在侥幸心理，这种侥幸心理表现在再喝一杯酒，再抽一支烟。沈殿霞大家都知道，她是胰腺癌患者，就是侥幸心理，贪吃大闸蟹，晚上吃的，当时没多久就被送进医院，再没出院。想想就吃一次也许不会出问题，但是健康没有也许。

因此，"职场狂热女"，别再狂热了，适当放慢你的脚步吧，以便能够更好地守住你的健康，享受生活！

何裕民如是说

结了婚的女人，常常要扮演多重角色，既要照顾这个又要关心那个，但常常却将自己忽略。由于女性生理结构的天然劣势，以及生活工作的压力，女性健康，尤其是女性患癌的问题，正成为当今社会备受关注的问题。

据相关统计显示，最近十年间，我国乳腺癌死亡率增长了 38.4%，已成为城市中死亡率增长最快的癌症。笔者曾多次提醒，职业女性，尤其是女性工作狂已经成为罹患乳腺癌的高危人群。

这是为什么呢？主要是因为，女性工作狂常常早出晚归，甚至熬夜加班，生活作息缺乏规律，而且精神压力大，情绪波动较大，经常感到紧张、孤独、压抑、急躁、易怒等，这样身体便长期受到不良情绪刺激，进而导致内分泌紊乱，雌激素分泌失衡，结果引发乳腺增生、乳腺癌等乳腺疾病。

此外，女性工作狂容易得宫颈癌。其实，说到底，还都是女性不注意身体、不善于排解压力惹的祸。笔者的患者中有一位三十五岁的郑女士，她是个典型的工作狂。自从提升为业务经理以来，她竟然成了公司里最忙碌的那个人。谁知身体又偏偏与她作对，这样那样的问题接踵而来，可是郑女士却仰仗着自己年轻一直没当回事。

后来，郑女士突然发现内裤上的分泌物不仅有异味，而且还伴有零星的出血，刚开始她并没有放在心上。可是，几天过后，情况依然如此，且有加重的趋势。这时，郑女士开始感觉到问题的严重性了，到当地的大医院进行相关检查，当医生告诉她患了宫颈癌时，郑女士差点瘫倒在地。

中国近代的幽默大师林语堂曾经说过："地球上只有人拼命工作，其他的动物都是在生活。动物只有在肚子饿了才出去寻找食物，吃饱了就休息，人吃饱了之后又埋头工作。动物囤积东西是为了过冬，人囤积东西则是为了自己的贪婪，这是违反自然的现象。"

既然连普通的动物都知道吃饱了休息一下，以享受着生活的乐趣，那么作为高智商的职场女性，你就更应该明白这个道理了。所以，别总把工作看成是你的唯一，别总把工作看作是满足你欲望的载体，适时地把工作放一放，抽出点时间做做运动，将更加有利于你的身心健康，也更加有利于你享受工作的乐趣。

当然，你也许会说："我没有时间运动，我不得不工作。"其实，越是这种时刻，你越应该说"我必须保养身体"。如果你失去健康，别的什么事也别想做了。如果你不能养成健康的工作习惯，不能定期体检，小小的感冒就会让你好几天不能工作。更何况带着疲惫工作，工作效率也不会很高。

记住：努力工作不是做工作狂，你要学会善待自己，拥有旺盛的精力与健康，你的职场生涯才会更成功、更快乐、更长久。

对此，有两点要告诫你：

第一，研究表明，人的一生中所遇到的事只有 5% 是非常重要或紧迫的，15%～25% 是比较重要或紧迫的，剩下的事大多不像女人们自己想象的那么重要和紧迫。事事认真，势必导致你长期有重压感而心身疲惫，甚至功能紊乱，先期可以表现为失眠、月经失调、内分泌紊乱；最终，往往患病，包括癌症。认识决定态度，态度决定行为。必须要认识到生活中不是所有的事都非常重要，都必须认真对待，非达到完美不可的，如果非要说有，那也是自己的健康最重要了。

因此，要换一种方法思考，改变认知，改变态度与日常行为。

第二，世界没有你照样转。你大包大揽解决不了什么，反而会让你身边的人产生依赖心理，永远长不大。对疯狂的女人来说，世界上的事永远做不完，你如果不从自我戴上的这一枷锁中自我解放出来，等待你的只能是折寿、未老先衰与过早罹患各种疾病。掂量一下吧，孰重孰轻，然后趁早自我积极改变吧。

防癌抗癌新主张

一、学会慢生活，享受新生活

作为搞临床癌症的，我最擅长的是胰腺疾病的治疗。前不久有两个女老总请我吃饭，她们一个是乳腺癌，一个是胰腺癌患者，都控制得不错。在我的诊所男男女女的胰腺癌患者相对多一些。我发现了一个现象，胰腺癌患者有两个特点，一个是喜欢吃，应酬很多，且常常以吃的方式减轻压力；另一个是压力很重，生活节奏特别快。

而50岁以上的胃癌女性患者，往往有一个比较明显的特征，认真、拘谨、一丝不苟，压抑自我，人很谦和，很少见到她在单位发火，人缘常常特别好。

对于特别认真、一丝不苟的女人，我们要采取适当的对策，就是学会释放压力，稳定情绪。在现实的生活和工作中，没有压力是不可能的，你没有办法承受压力就只能被边缘化。所以，面对压力首先你要学会释放。

其次，要善于自我调节和稳定情绪。在漫漫人生中，你会遇到很多挫折，也会有很多不顺心之事，此时，你不宜埋怨，更无须自责，也不能烦躁。要知道，谁都难免会碰到一连串的麻烦或挫折，这只不过是成功路上的小插曲，尽管自己的麻烦也许的确比别人多些，也无所谓，麻烦总会过去的！就算实在过不去，绕开它就是了，时间能解决一切。"没有绕不过的弯"，借此，以稳定自己的情绪，心平气和地去解决困难。

然而，这还远远不够。你还要懂得，生活当中不是所有的事都很重要，不是所有的事情都必须认真对待。如果你把所有的事情都看得很重要，然后一丝不苟、按部就班地去完成，稍有不达标的地方，就自己责备自己，这种近乎自虐的态度只会把自己推向癌症的深渊。或许也正因为有这样的认识，才会导致你的麻烦比别人多些。

如前所述，人生中有 70% ~ 80% 的事情不像你想象的那么重要，不像你想象的那么紧迫，你完全可以从容应对，甚至忽略不计，这就是我们讲的"二八定律"。有很多事情你认为很重要，其实并不重要，把不重要的事情扔在旁边或者一般处理，那么你的压力就大大减轻了。你什么事情都重要，把最重要的健康忘记了，那恰恰是舍本逐末了。

在此，我们强调：

对待生活工作要改变认识。我觉得没有比健康更重要的了，这就是认知疗法。特别是一些成功女士，你一定要认识到不是所有的事情都重要的，你样样事情都一丝不苟，那不现实，是要付出代价的，有时这个代价会很大。

二、对待疾病要坚持治疗，切勿轻言放弃

尽管女性晚期癌症在治疗上尽管比较困难，但是在医疗技术日益进步的今天，晚期癌症并非绝对不治之症。除手术、放疗、化疗外，当前各种生物治疗发展很快，加上我国特有的中医药，通过扶正祛邪常可使女性患者"带癌延年"，提高生活质量。

家住常州的周女士，2004 年 1 月因咽喉疼痛到医院检查，拍摄胸片两次，均发现肺部有异常阴影，后经 CT 检查确诊为右中叶肺癌，月底进行手术治疗。

术后休养一个月开始化疗，第二疗程尚未做完，就出现强烈的不良反应。周女士饮食难下，夜寐难安，精神极度萎靡，又因其患有心律失常，白细胞始终上不来，增加了后续化疗的难度。医生曾几次给家属下达病危通知书。

后经病友介绍，辗转找寻，找到了我。我在详细了解患者的病程及诊疗经过后，为她制定了一套"个性化"治疗方案。

周女士在治疗半月后，身体素质明显提高，而且她在接下来的化疗中的不良反应明显减轻，这使她顺利完成了化疗疗程。

此后，她还一直坚持服用中药汤剂。如今肝功能正常，白细胞通常在五千以上，生活也一如常人。

从这个病例中，你应该能得到这样的启发。作为癌症患者，哪怕是晚期，只要不放弃，积极地配合医生接受治疗，就会有生存的希望。当然，并非所有的晚期癌症患者都能在治疗后完全康复，在此我们强调因人而异，具体情况具体分析。有些患

者只适宜做些姑息性的治疗，对她们盲目地攻伐太过，不仅无益，相反还会增加患者的痛苦，甚至加速患者的死亡。

我总结从事肿瘤临床工作三十多年的经验，建议晚期癌症患者千万不要悲观，患癌就好比置身悬崖，后退一步也许是万丈深渊，只有勇敢面对，积极治疗，才会有生还的可能。

癌症的治疗，尤其是晚期，绝对不是件容易的事情，但只要你下定决心去治疗，即使前面荆棘丛生，道路坎坷，你也绝不能轻言放弃！

有个患者，现在已经变成好朋友，她是1994年患的乳腺癌，1998年复发且两肺转移，初起化疗效果不好。她当时情绪很差，1999年开始配合中医药治疗后，并借助参加癌症俱乐部重新融入社会。通过中西医结合的治疗方案，从2002年开始起，一点点、一步步走向了康复，现在两肺的阴影完全消失，骨转移也控制得很好，健健康康地活着，已经七十多岁了。所以，即使是晚期癌症，也要坚定地往前走，要科学、稳妥、理性、综合地治疗。这样的案例，在我接诊的病人中非常多。

三、一步一步走，要有耐心劲

我国著名乒乓球运动员王楠曾患上恶性甲状腺癌，但是她并没有绝望，她硬是凭着坚定的信念一步一步支撑下来，最终战胜了癌症，并取得了新的辉煌。

在门诊上，我记得有一位女性患者和我交流，她原先是胃癌患者，部分印戒细胞型，手术切除时淋巴已广泛转移，好在肝、胰、胆尚未发现病灶。

当时，她并不知道真实情况，主刀大夫与家属交了底，生存期3~6个月，绝不可能超过六个月（因为印戒细胞在消化道肿瘤中恶性程度占前列，对化疗很不敏感）。

最初，这位妇女的情绪非常低落，因治疗损伤，体质也很差，每次门诊总哭哭啼啼，总是问还有多少天能活。

一段时间后，受周边患者情绪感染，有了笑容和信心，就在将过一年我们庆幸她逃过这一劫时，新的情况发生了。根据我们经验，印戒细胞转移和种植最容易发生在6~9个月之间，若能一开始就接受或配合中医药治疗一年后就会比较安全了。她因腹痛，B超查出卵巢有占位，倾向恶性。麻烦了，可能印戒细胞癌种植、转移了（因手术或其他因素，癌细胞脱落，种植到了其他脏器了）。由于印戒细胞对化疗很不敏感，而大多盆腔种植是多个的，故治疗很棘手。后经手术发现，是卵巢原发癌，不是转移，大家的心放下了。之后她的态度大大转变了，术后门诊，除免不了刨根寻底的问以外，她心态从容起来了。

她的经历也使我想起了生命中的另一位强者，75岁的赵老太的抗癌经历。

赵老太五十五岁从领导岗位刚退下，即感到特别累和明显消瘦。初以为更年期反应，后见大口大口吐血，一查晚期肺癌，两肺转移。当时的医师建议她别治了，没有意义，也没给她任何药物。她很倔，带上中药离开了上海，回到老家，每天只做三件事，泡在田野里、吃中药、练郭林功。

一步一步，三个月活下来了，仍咯血不止，体力极虚，半年活下来了，一年活下来了，一年多后，咯血居然少了，最后没有了。五年后回到上海，体重增加，已无咳无血。现在她每天依然仍坚持三件事：泡在公园里、练郭林功、喝中药。

她每一个半月来我门诊一次，每次来对那些愁容不展的新患者，她总会现身说法加以开导："不用怕，就像我这样，当时我比你们谁都要严重得多。一步一步来，要有耐心，要有信心，关键要看自己。"

看来，从磨难中走出的强者，大多数都有类同的体会与信念。

如果不幸，你也是个癌症患者，相信只要你能一步一步来，并怀着持久的耐心，你也可以像她们一样，最终摆脱癌魔的纠缠，重享健康的人生。

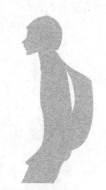

第七种

癌症最爱难舍难弃的乖女孩

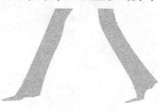

病例回放：所有事情都自己扛，其实心里慌得慌。

病理解说：当情绪长期处于压抑状态，摧残了她们的免疫能力。

何裕民如是说：所有的心理障碍中，"纠结"最伤人，左也不是，右也不是，进也不是，退也不是，它会导致诸多的综合反应（包括罹患恶性肿瘤）。

防癌抗癌新主张：1. 挣脱抑郁有妙招；2. 乳腺癌患者的心理问题；3. 两类心理倾向的纠正。

病例回放

"囧"字这些年特别火。"囧"，意味着纠结、尴尬、失意、活得沉重，还兼有"郁闷、悲伤、无奈"等意，据说"囧"是21世纪最流行的一个汉字。

我用"囧"字来表达这样一类好女人，姑且称其为"囧女人"。她们在世人眼中，对他人体贴、关怀备至，牺牲了所有的自我，一心维护着家人，她们有苦总是自己忍着，再苦再累自己一人扛着，她们对所有人都很和蔼，从来不与人计较，可以说是真正的"老好人"。实际上，她们的内心可能正在承受痛苦的煎熬，就是说"囧"得慌。这类女性由于太注意外在形象，忍辱负重，压抑自我，势必使自己的情绪处于压抑状态，如果不能尽早调整，极易受到癌症等疾病的侵袭。

很显然，具有这几种心理特征和性格表现的女性，正是我们常说的"老好人"。这种"老好人"的脾气性格，使她们将各种不快和压力堆在自己心底，对大事小事都忍辱负重。毫无疑问，她们承受了很大的压力，而这种压力又反过来摧残了她们的免疫功能，增加了她们患癌的可能性。

我接触过这么一位女性患者，她看上去很冷静，很有领导气场，开门见山地问我："为什么偏偏是我得了癌？我是公认的好人。"原来，她是某报业集团的纪委书记，家境不好，插过队，下过乡，一生艰苦，凭借自己的努力，大学毕业后，一步一步做起，做到了纪委书记。在即将退休之时，因咳嗽发现得了肺癌，再一检查，还伴有乳腺癌。领导、家人和所有相识的人，都觉得太不好理解了，上天为什么对她这么不公平？她这么好的人，为什么会患癌？可以说她是丈夫眼中的好妻子，孩子眼中的好母亲，公婆眼中的好儿媳，同事眼中的好领导，亲朋好友眼中的好女人，而且生活习惯一直很健康，没有可疑的癌症家族史，竟然是她同时患有两种癌症。

诊疗中我深入了解了这位患者，就发现令其患癌的一些深层次自我因素。她为了做个好妻子、好领导，从不轻易发脾气，在单位里一团和气，即使出了什么事，也总是顾全大局，委屈自己。她是个才女，先生是个农村插队时相识的大老粗，尽管性格明显不合，为了名声及生活的平静，她也刻意委屈自己，从不写在脸上。为了生活，她可以说硬是把自己缩在了"蜗牛壳"里。

然而，这种一味充当"老好人"的生活方式，最终却开启了她的祸端。

还有一个患者，她原来是一家科研院所的研究员，能力相当不错。她老公也是同单位的研究者，能力一般。由于无所事事，她老公先下了海，但几年下来，干得不怎么样，欠了很多债，老公就逼着她下海，夫妻俩一起干。因为她的能力比她老公强，公司很快有了起色，订单越来越多。反正她能管得好，老公就放弃公司事务，过自己的生活去了。

由于她生性认真，一丝不苟，且非常敬业，善解人意，公司越做越好，这时，她突然发现老公有了外遇。她很纠结，按照她的个性，她肯定和老公一刀两断，但由于公司里早期创业的核心员工都是和老公一起打拼过来的，如果她和老公决裂，这家企业也就彻底完了，她既于心不甘，又一时没法挣脱现状。就这样，默默地煎熬了两三年。有一天干活时，突然腰痛，检查结果是肾癌。那时候，她万念俱灰，和老公大吵了一场后，做了手术，经朋友介绍来找我看病。

我帮她分析了发病原因，就是典型的"纠结"，加上个性特较真，这些因素肯定和她癌症发生有着内在的联系。她完全认可我的分析。

怎么办？好好地活下去才是最重要的。我给她的第一条建议就是振作精神，认真治疗。我告诉她肾癌现在治疗效果很好，完全可以康复。第二，找老公认真谈一次，看看他态度怎样。第三，找核心团队坐下来讨论一番，看看企业下一步怎么办。她都照办了。老公也知错了，在她面前大哭一场，愿意痛改前非（但她受不了这口气，一年后还是离了）。核心员工由于切身利益，且看到了事情的前因后果，一致表态，坚决跟着她干下去。现在，十多年过去了，一切很好，她也从企业退下来，当了顾问，大家似乎也都忘却了这一场风波。

女性情感细腻，更容易自我压抑而走不出来，怎么办？

在我看过的癌症患者中，也不乏忍气吞声型的女人，她们总是逆来顺受，经常过度克制自己，压抑自己的悲伤、愤怒、苦闷等情绪。应该说，在生活中，她们确实是人们眼中的"好女人"。但是她们也为自己的这种"好女人"的虚名付出了惨重的代价。

我接诊一位晚期鼻咽癌患者。她刚来时，情绪特别糟糕，说话声音嘶哑，已经出现吞咽困难。我对她进行全面了解后，得知她一贯非常认真、谨慎，工作兢兢业业，性格很内向，不太愿意表达，由于明显受挫折，内心不相信任何人。

我明确告诉她，要善于及时表达自己的内心想法，可以用各种方法宣泄自己的情感。她听了进去，但刚开始时觉得不太习惯，可慢慢地她的话多了起来，情绪开始有所放松。几个月下来，病情也有明显好转。现在她常常滔滔不绝地表达自己的想法，而且每每发出爽朗的笑声。

她已经度过了七年的生存期。她在回顾七年的历程后说："我开始很灰心，一切都心灰意冷了，但逐渐地觉得自己能好起来，相信何教授能治好我的病，他治好过许多比我严重的患者。我知道听他的话没错，把他的话当'圣旨'，他让我怎么治，我就怎么治，他动员我参加什么活动，我就去参加，我在那里认识了许多朋友，心里的许多话可以跟这些朋友说。跟朋友们在一起，总是说说唱唱、哭哭笑笑的，心胸也就开阔了，人也轻松了，一晃七年了，病也就慢慢地好了。"

其实，治疗癌症，通过医疗手段是一个重要方面，而非医疗手段的治疗，同样不可忽视。这位女性晚期鼻咽癌患者的基本康复，除了药物作用外，更重要的原因也许在于让她逐渐学会了从自我压抑及内心纠结中走出，善于及时表达自己的想法和宣泄自己的情感，从而有助于保持一个良好的心态。

女性情绪不稳定，有些人表现为抑郁，有些人则表现为焦虑，或者说焦躁经常莫名其妙的烦躁，对很多东西忐忑不安，总是想掌控好，却总是掌控不了。

其实，焦虑的本质是对自己及世界缺乏信心。

某公司的女财务主管来找我看病。一坐下来，我就发现她的情绪不对，特紧张、焦虑、忐忑不安，且双手尽是湿漉漉的汗。她女儿告诉我，她妈平时也一直是这样的。她近年来患了两次癌，一次是甲状腺髓样癌，那是 40 岁左右时；第二次，又发现了乳腺癌。诊疗中我发现她的性格急躁、焦虑，情绪极不稳定，始终惶惑不安。她告诉我，她一直勤勤恳恳，工作出色，多次被评为劳模，想不到命运却给了她几个癌，真的想不明白究竟是为什么，现在看了《癌症只是慢性病》后，总算明白了一些。

在细细问诊中，我还发现她患有肠易激惹综合征。她诉说老是肠胃不好，一紧张就拉肚子，哪怕接个电话，铃声一响，她就开始心慌，肚子开始剧痛，必须上厕所。这些症状都是情绪不稳定、极易紧张的典型表现，中医称前者为"心悸"，后者为"痛泻"。她总觉得工作上会出现什么意外，时时忐忑不安，总觉得有什么事没做好，总觉得有什么恐怖事件要发生，是典型的焦虑、焦躁反应。

临床上，像这种类型的人很多，有多种缘由进行解释，如自主神经系统不稳定型、心理欲望太多、自我难以控制，以及自我信心相对不足、社会上安全感欠缺、始终有危机感等。

事后，她女儿透露说她妈妈这些年工作特别认真，因为在公司里比她能力强的人多得是，她一直担心哪一天领导把她撤了，所以做什么都小心谨慎、战战兢兢，担心出偏差。我完全理解她的境地，相信这种状态下，她的自主神经系统、内分泌及免疫系统都是高度紊乱，消化、代谢以及睡眠等都会有问题，她反复患癌也是因为这些因素。因此，对于她的治疗，我给予的方法除了控制肿瘤外，还要努力兼顾疏导她的焦虑，使之得到改善和控制。

我在广东看到一个同样兼有焦虑的案例，情况虽不同，但也具有典型意义。

一位生得比较瘦小的女性，患了肺癌。我给她号脉时，发现她也是焦躁倾向明显，问她什么职业——这是我的习惯，她说她是搞文化管理的。我顺口说："文化管理其实是一份比较轻松的工作，你怎么会这么焦躁，且生了这个病的呢？"

她的老公在旁边说："对啊，她的工作的确很轻松，但是她就是不满足，天天在想怎么多创造些财富，心思一刻不宁。这十多年间，她醉心于炒房地产，一心想着如何让自己的财产增值，因为买了太多房产，所以天天算计，想尽各种办法还贷款，心里时时纠结，且天天与别人攀比，虽然工作轻松，她却过得比谁都累。"

"现在家里房子是有好几套了，都空着，没有人住。房价跌了，可贷款还是要还，她天天愁怎么还贷。结果，贷款没有还完，却'中奖'得了个肺癌。"

我不敢说她的肺癌跟这个有直接关系，但至少很多女性肺癌患者或缘于过度追求完美，或缘于过度操劳，过分累心，出现病变。至于她，原本就是偏于焦躁的性格，额外地加上这些压力与负担，更是时时焦躁不安，即使不被癌症盯上，也难免会出现其他健康问题。

病理解说

焦虑，是女性常见的心理状态，几乎所有女性都经历过焦虑状态，一般不至于严重威胁健康，至于上面这几位，应该说焦虑至少对她们癌症的发生、发展起着推波助澜的作用。她们的焦虑状态如不能有效控制，癌症复发或转移的概率是大大增加的。

如何解决？原因很多，对策也是多方面的——改善体质是一方面，药物调整（包括中西医药物）是另一方面。努力自我调整，降低或减少欲望值，学会淡定点地对待许多身外之事，也许是更为重要的另一方面。

最新调查显示，甲状腺癌已经成为北京市增长速度最快的恶性肿瘤。尤其需注意的是，目前我国女性甲状腺癌在恶性肿瘤发病序位中由过去的第十位已经飙升至第五位。

上海等地的情况也类似，女性甲状腺癌的发病率近年来逐年攀升，已从十年前的十位之后，攀升为女性恶性肿瘤的第六位，发病率增速居各种癌症之首。

甲状腺癌发病明显女性多于男性。十年间，男性甲状腺癌发病序位变化不大。女性甲状腺癌发病率由 2001 年的 4.21/10

万人，上升至 2010 年的 13.63/10 万人，增长 223.8%，年平均增长 14.6%，多么可怕。甲状腺癌还有一个特点就是发病年龄早，一般癌症 50 岁前后为高发年龄，而甲状腺癌则会提前 10~20 年。年轻女性的发病率直线上升，且集中在中小学教师、财务、审计等女性身上。

不仅仅甲状腺癌发病率直线飙升，而且，甲状腺结节更是普遍。城市里 30~40 岁的女性，一做 B 超检查，几乎 80% 以上有多个甲状腺结节，上述的中小学教师、财务工作者中，几近 100%。

原因何在？除了碘的摄入因素外，就是因为女人更容易纠结。

所谓纠结，在医学上属于"慢性应激"范畴，指长期处于慢性的情绪紧张，不断要做出困难的抉择。甲状腺是个内分泌器官，内分泌又和精神关系密切，所谓神经—内分泌，所以，纠结加性急的个性，甲状腺就成了心病者的一个靶子，最先被癌症击中了。

对于此病，中医学早就有过论述。本病在中医学中属于"瘿病"范畴。《济生方·瘿病论治》指出："夫瘿瘤者，多由喜怒不节，忧思过度，而成斯疾焉。大抵人之气血，循环一身，常欲无滞留之患，调摄失宜，气凝血滞，为瘿为瘤。"《魏略》有"发愤生瘿"。"喜怒不节，忧思过度"及"发愤"，都属于纠结之意。关于本病的症状，各种中医学教科书都提到了"性急躁""易怒"等，至于这是病因，还是生了病以后的症状表现，很难一句话说清楚，也许是互为因果吧。因为许多女性患者素来性子急躁，一向风风火火。本病且具有明显的职业易患特征，在中小学教师、财务人员、护士中尤其多见，这些职业都具有讲究工作节奏的特点。

有个女孩来找我看病，最初几次都是她妈妈陪同，确诊为晚期甲状腺癌。她是从崇明到上海来读师范，毕业后刚刚工作几年，脖子病变粗大，做了手术，当时做手术不是很彻底，因为根本没有怀疑是恶性的。只能事后补做，但已经没法清除干净。十多年过去了，现在各方面都很好。我们后来聊的时候她告诉我，一方面她受她妈妈影响，性子一直急；另一方面她当时考试成绩完全可以进她所喜欢的文科，而不是师范，因为考虑家里条件，师范可免费，家里也不是供不起，只是还有个弟弟，所以她很纠结。上了师范后，她又开始后悔。师范毕业后她当时有两个选择，一是留在学校成为大学老师，但是留校工资比较低；二是可以到一个区重点中学当中学老师，对她来说待遇比较好。她又纠结了好久。工作以后，又为是搞一线教学，还是从事管理工作等待提拔，纠结了很长时间。纠结的结果就是患上了甲状腺癌。

临床中，中小学教师患甲状腺癌的概率大大超过一般职业。我对这个问题一直深感不安，同时也做过些研究。现在的中小学教师面对的学生和以前的不一样，现在的学生自我独立意识强，不像以前那么听话，学生中很可能有的有背景，而老师身上又背负着沉重的升学压力，一个班里，只要有一两个捣蛋的学生，这个老师就要累死，如果这几个学生的父母亲还有点花样，那你就更麻烦。甲状腺癌更容易侵犯那些长期担任班主任的老师，我们认为这就是纠结的恶果。

之所以纠结，一方面源自难以解脱的外界困境，比如，中小学教师面对一些调皮学生及高升学率；另一方面又与本人的选择有关，很可能是因为纠结着把世界、自己的命运、身边的一切事物都想象得（或者期待得）过分完美，但确难以达到。因此，看清世界真正面貌，对任何事物别奢望太高，目标放低点，取舍简单些，选择顺意些，步子放慢些，事情看得长远些，也许难题就不难了。

还有一个甲状腺癌局部有转移的患者，年龄和我差不多，是我的老患者，典型的表现是既纠结又性急。20 世纪 90 年代初，当时她在街道工作，受当时政策的影响，刚四十岁的女性要想从事领导工作，一定要获得高学历。于是她拼命地读书，每门都想读，因为年龄的关系，再加上从前的基础不好，一直没有读得很好。她一方面想抓住工作，一方面想静心学习，目的是希望保住职位的同时，还能够有上升的空间。1995 年，发现脖子有硬块，一查竟然是甲状腺癌。她的性格天生爱纠结，任何事情总是斟酌一番，这样好吗？那样好不好？天天在一些很琐碎的事情上烦心。比如，她需要使用优甲乐（甲状腺素片），当时她的药物控制效果已很不错，我给她建议用四分之三片，就是差不多 37.5 微克，她一会儿怕用量太少，请我给她加到一片（50 微克），一会儿又怕加多了。我当时就笑着和她说："你啊，栽了跟头还死不悔改，尽为这些小事纠结。"当然，随着长期调养，现在已改善很多。她甲状腺癌转移已二十多年了，退休后，尽管性格还有些纠结，但总体情况很好。

为什么情绪障碍的女性易患癌呢？这可用慢性应激理论做出解释。

心身医学认为，慢性应激是人类的健康大敌。人倘若始终处于慢性应激状态，可能就会有健康威胁，慢性应激源可以是各种慢性炎症。现已经明确，慢性炎症是致癌的重要因素之一，像慢性胃溃疡易发展成胃癌，肝的慢性炎症是肝癌的元凶，鼻咽部的 EB 病毒感染常导致鼻咽癌，宫颈癌患者则常常归因于人乳头状瘤病毒（HPV）感染，慢性感染也属于常见的慢性应激状态之一。

情绪长期不稳，同样使人处于慢性应激状态，且更为严重。国外有明确研究结论，长期情绪不稳所导致的慢性应激状态，对健康的危害更大，且涉及多个层次与方面。今天临床常见的各种慢性病，从心脑血管疾病到代谢性疾病，从免疫系统疾病到早老性疾病，包括癌症，多少都有情绪性慢性应激状态的存在，其潜在地起着重要却易被人忽略的基础性的或"扳机"样的诱发作用。

古人云："七情，人之常性。"其实，情绪既是人的心身互动之产物，或曰伴随的反应，又是人的心身功能之间的平衡协调机制。众所周知，飞机、轮船等均有平衡装置，这些装置决定着飞机、轮船能否快速而又平稳地行驶。可见，此类平衡装置的存在是至关重要的。人不可以没有情绪活动，但情绪反应亦不可过于强烈或过于持久。否则，如果平衡装置始终处于不稳定状态，就像飞机、轮船上的平衡装置始终不稳定的话，那飞机就会颠簸厉害，轮船就会起伏不止，既无法平稳、顺利、高速行驶，也随时有可能发生坠机或翻船的意外，飞机轮船损耗也肯定加快。情绪的过激反应也一样，必然导致生活质量和体能体力的持续下降，诱发多种疾病（包括癌症），并加速机体的衰竭与死亡。

"情绪"是个心身功能之间的平衡装置，情绪既是应对事件的反应，同时情绪又影响到生理过程，它是个中介环节。好的情绪，能够促使生理始终处于稳定状态，而不好的情绪，会导致一连串的负面反应。所以，情绪在一定程度上是可以自我调控的，就像一架飞机飞行时肯定会遇到很多气流，轮船在水中行驶也会遭遇不同的水文条件，都会引起机舱或船舱的颠簸，好的平衡装置，会消解多数的颠簸，因此，平衡被控制在有限范围。人也一样，生活在现实社会中，总会有这样那样的境遇，此类彼类的事件，酸甜苦辣的变故，内心强大（也就是平衡装置有效或自我调控能力佳）者，这些都可以通过情绪环节，加以消解不平衡。因此调控情绪是一门学问，也是一种技巧，它在守住健康，防范疾病中具有重要作用。对此，我们还将在后面进行探讨。

关于长期过激情绪波动何以导致癌症，还有很复杂的理论解释。因为持续地不稳定，整个内分泌必定失调，因此，乳腺癌、卵巢癌的发病率大大上升，因持续的不稳定，代谢肯定失常，代谢失常后促成了肝癌、肠癌之类加快发生，也助长了乳腺癌、卵巢癌的出现。长期情绪不稳定，一定不可避免地使免疫能力削弱，当事人平素可能总是病恹恹的，老是被病缠上疾病缠身，自我免疫修复、监视及清除能力失能低下，或失去功能，综合作用下，往往招致女性在中年（四五十岁）期间出现很多健康问题，甚至患上癌症。

女性过于克己，过于压抑自身情感，就会长期处于慢性紧张状态中，这种状态可能使当事人都已习惯习以为常，甚至让她改变她可能还会觉得不习惯，活得不自在。但这种习惯并不意味着不存在对身体的伤害，相反，就是在这种自己无所感知的紧张中，免疫系统开始"失职"了，失去了辨认体内异己，乃至杀灭体内异己的能力。对于林黛玉来说，之所以结核分枝杆菌唯独在她的身体里，而不在史湘云的身体里存留、繁殖致病，就因为林黛玉过分的细腻，细腻引发愁苦，使自身的免疫能力"缴械"了，甚至"自杀"了，大大咧咧的史湘云就没这个问题。对于陈晓旭来说也一样，她的聪慧、敏感、细腻，也使她长期处在慢性应激状态，不仅自我疲惫不堪，而且车损耗（身体虚损）得厉害，车祸（被癌盯上）随时可能发生。

中医学认为，人的喜怒哀乐等"七情六欲"过度，都会对身体健康产生负面影响，若长期持续，则会招惹许多疾病（包括癌症）。中医理论解释说，持续的喜怒哀乐、起居失常，可导致气机失调，肝郁气滞，气滞日久，则瘀血内凝，而发为癥瘕癌肿，故素有"百病皆生于气""万病皆源于心"的总结性论述。

其实，现代认识也一样，既有"1/3 癌症长在心上"之说，也存在着"80% 的癌症系生活方式不良所致"的世界卫生组织定论。本章所叙述的都表现为过于偏激或违背自然规律的行为方式，属于典型的生活方式不良，它们致癌的机制复杂，总体上都是促使生命长期在欠规律的状态下运行（类似于中医说的"气机失调"），大大增加了个体生存的内外压力及压力下细胞变异发生的概率。与此同时，自我对变异细胞的修复能力下降，无声无息中，变异的癌细胞一步步地发展成为癌症，出现了症状，往往到了此时，当事人还懵懂无悟，我怎么会被癌盯上呢？这怎么可能呢？

从癌症的生物动力学研究来看，癌症的确多数起源于基因突变。在人体细胞中存在着各种基因，包括科学家所称的"原癌基因"和"抑癌基因"。原癌基因可以是（或者说通常情况下是）正常基因，一般情况下，它圆满地完成着细胞复制必不可少的各种蛋白质编码任务，但在一定条件下，它又可以转变为致癌基因。当它一旦转变成致癌基因，就可编码出异常蛋白质，或生成一些在数量上或时间上都不适宜的蛋白质（也就是说不按照原来程序复制），或者说这些蛋白质所组成的细胞出现"变异"了。当这种变异细胞达到一定程度，或发生多个遗传性质改变时，可能就是细胞恶变（癌变）了，而这类恶变癌细胞没有被人体内原本存在的免疫监视机制及时发现并有效清除，即我们通常说的免疫机制，相反，体内癌变细胞却不断拼命复制，专业说法是"增殖"，且增殖到达一定数量时，就产生了肿块，临床常会出现一些症状，人们所说的癌症就这样发生了。

上述癌变过程存在着两大重要环节，或者双重机制，一是原癌基因的失常，就是通常说的"表达异常"，以至于不按原来程序，编码出了异常蛋白质；二是免疫监视机制失常，或者失能，不能有效清除癌变细胞，让其不受限制地增殖。

研究表明：上述过于偏激的个性或违背自然的行为方式，都潜在地增强了个体及细胞的生存压力，促使其不断在压力下进行调整，以期能适应。这种重压下的调整，每每表现为"钟摆"样效应——或往左，或往右，往左也许是更强壮，往右可能是出现偏差。故进化与癌变又可以看作是同一压力事件的"孪生兄弟"，一定程度就看谁的运气好了。而持续在高压下生存，就不能指望老有好的运气，因此上述个性行为者更容易出现原癌基因"表达异常"，"钟摆"往右偏差的概率更高。研究又证实，持续处于上述偏激个性或行为中，久而久之，个体的免疫监视机制每每失能，不能有效清除癌变细胞。在两重机制作用下，她们易于患癌，就是顺理成章之事了。

通常所说的忧愁、恐惧等消极情绪及持续的生存压力，会使人的整体的功能失去平衡，造成诸多功能紊乱和免疫功能降低，甚至启动致癌基因，促成癌症发生。其实，这是可以用科学理论解释的，其深层次机制大致就在于此。

何裕民如是说

可以把人比作一个容器，你所承受的各种压力，所付出的各种努力，都是在对这容器不断注入压力，任何容器都有一定的耐压阈值，只进不出，压力超过阈值，容器就会爆炸。那么，为什么"坏女人"不太容易患癌？因为她随时留着"通道"，借助多种途径，善于及时把各种压力释放了。为什么"好女人"容易被癌击中？因为她只是不断地往容器里注压，很少顾其后果。

"纠结"是最近几年常见的一个时髦词，与"囧"有所类似，又有不同。我们理解"囧"，是客观上难以取舍，纠结很可能只是一种习惯、脾气、秉性。之所以纠结，还是因为有选择的余地。比如一个女孩子，有两个男孩子追求她，两个人都很出色，选哪个做男友可能就要想想了，拿不定主意就是纠结了。再比如，更简单点，有两件漂亮衣服可以选，便宜的样式不太满意，样式满意的又贵了点，选哪个呢？这又要纠结了。所以心理学上有个规律，选择越多越痛苦，这个痛苦就是"纠结"。

一般情况下，希望做得更好才会纠结。好学生、好员工，能考第一名，能评上先进的，如果落后了、落选了，肯定纠结，反倒是那种考试不一定及格，在单位里总处于后进的，平素不很惹人注意的，她们因为放弃了招惹或获胜的希望，爱谁谁了，所以，很少纠结。也就是说，越是"好女人"，纠结就越多。

从某种意义上说，纠结也是癌症的缘起之一。我们经常感叹"某某人一天到晚游手好闲，什么正经事都不做，身体却好得不行，什么毛病都没有，欢蹦乱跳的"而"某某人多好强呀，那么努力，眼看就要熬出头了，结果得了癌。""好女人爱患癌"，这个事实，看似很不公平，从癌症的形成机制上，却是不能回避的事实，医学上也解释得过去。

其实，所有的心理障碍中，"纠结"最伤人，左也不是，右也不是，进也不是，退也不是，它会导致诸多的综合反应（包括罹患恶性肿瘤）。因此，告诫女性姐妹，别长期处于严重的纠结状态，有纠结一定要尽快"解套"。

防癌抗癌新方法

一、挣脱抑郁有妙招

抑郁对人的伤害是巨大的，尤其是容易让女性罹患上乳腺癌。当然，这也不是说，一旦患上抑郁这种病，你就没办法救了，其实，只要你及早地发现并采取得当的措施，还是很容易挣脱这种疾病的纠缠的。

下面这几个小招数是笔者特意向你推荐的，你不妨一看。

第一招，给自己找些新鲜事，找些自己感到有意思的事来做。尽可能别总想着让自己郁闷、心烦的事情，也别老想着自己有抑郁症，想点别的，一旦注意力有所分散，内心就可能会好一些。长期坚持下去，必定能战胜抑郁，重获快乐。

第二招，抑郁的人大多喜欢封闭自己，把自己禁锢在自我的小世界里，自怨自艾，这很不好。要懂得和那些幽默风趣，爱说笑话的人交往，与他们在一起，经常听那些幽默可笑的故事和新闻，心中自然而然地便会充满欢悦，性格也会慢慢地变得豁达起来。

第三招，音乐对人的精神作用不可小觑。通常来说，不同风格的音乐具有不同程度的镇静或兴奋的作用。当自己心情不好的时候，就可以找点伤感的音乐来听听，这样自己心头的不快就会随着感人的旋律宣泄出来。要是自己喜欢的话，还可以随之扯上几嗓子，这样效果更加明显。

第四招，生命在于运动，好心情来自于适当的运动。经常做些运动，最好每天做 15 ~ 30 分钟的体育运动，这样自己的身体会感到很舒服，心情也会变得开朗起来。所以，心情抑郁的时候要尽量多做一些运动。

第五招，好多抑郁的女性都说自己吃不好饭，睡不着觉，这看似小问题，实则不然，如果长此以往，只会让失眠变得更加严重。所以，该吃饭的时候要吃饭，该睡觉的时候也要睡觉。总之，只有在正常的时间做正常的事，才能让自己的睡眠和饮食正常起来，也才能挣脱抑郁的泥潭。

再者，本书序言中所谈的"别烦"，消解烦的一些小招术，也可一试。

二、乳腺癌患者的心理问题

我国农村地区目前乳腺癌的发病率一般在万分之一以下，但在生活方式改变剧烈的大城市，却可高达到 28/10 万，甚至 40/10 万，且发病年龄大大提前。如在深圳，28~32 岁之间就出现了一个高发年龄段。这就再清楚不过地表明，心理因素与乳腺癌之间有着重要的联系。

（一）压力下的乳腺癌

观察表明，长期紧张、低落的情绪会导致乳房疼痛、包块及乳腺增生等良性疾病。我们在临床发现，月经周期紊乱的女性比其他人更易出现乳腺增生。如果患病女性性格内向，不会排遣心理压力，则可能因为患病而使情绪恶化，形成恶性循环，最终发展成乳腺癌。

（二）抑郁催化乳腺癌

抑郁与乳腺癌发病有关已得到明确。美国约翰·霍普金斯公共健康学院的研究人员曾历时 13 年，对 2017 名研究对象进行了实验研究，以确定抑郁症和癌症是否相关。研究发现，同其他女性相比，重度抑郁症患者更有可能患乳腺癌。抑郁症可能是通过诱发某些与癌症相关的激素（如雌激素等）的改变从而导致本病的。

（三）手术带来的阴影

目前，国外流行保乳手术。普遍观点认为，保乳手术创伤小，疗效确切，对患者心理影响较少。但有学者发现，患者对于不同的手术方式所产生的心理问题，并没有明显的差异。在全乳切除组中，压抑和焦虑的发生率分别为 21% 和 26%，而保乳手术组中为 27% 和 31%，且后者性功能障碍发生率达到 38%。

有调查发现，确诊并需手术治疗的患者主要的心理问题依次为：担心治疗不彻底会复发或转移，担心自己失去女性魅力，有受歧视感和自卑感，感到自我价值降低，而且自感体力和精力大不如以前。

（四）性障碍难题

性障碍是本病年轻患者最突出的问题。随着乳腺癌患者的年轻化，术后性问题是一个无法回避又越来越重要的问题，但调查结果并不乐观。相当一部分是由于患者和其配偶对乳腺癌缺乏了解或存在错误认识，害怕性生活的刺激会引起癌症的复发和转移。另外，夫妻双方都可能存在一定的性心理障碍，再加上自我形象的改变和治疗上的不良反应，患者出现心理压力、疲劳和体力不支等，对性生活也可能造成影响。

患者年龄越小，知识水平越高，对形体改变越重视，出现性功能障碍的比例也越高。据分析，这是由于年轻、学历高的患者的自我价值感较高，她们特别注意形体美，形象受损时更会引起心理失衡，对丈夫的反应也较为敏感。对这类患者，心理干预极为必要，对于患者本人要鼓励她积极和配偶进行沟通交流。

（五）年轻患者的"最易摇摆期"

在上述心理作用下，她们往往会表现为盲目四处求医，不停地服用各种药剂，长期大量服用中药，盲目使用保健品，听信误导长期不吃许多食品，如海鲜、鸡肉等。同时，反复做各种重复检查和门诊随访，对身体细小异常症状和检查指标特别敏感，在生活习惯上，则一反常态地自我封闭，深居简出，拒绝人际交往，害怕劳累而长期休息，并拒绝性生活。这些都是年轻乳腺癌患者的最常见表现。此时，她们处于"最易摇摆期"，必要时家属和医生都可对患者采取反面病例教育，缓解不必要的压力。

（六）术后四类患者的康复差异

1979 年，格利首先通过应用心理测试方法，分析乳腺癌患者术后心理状态对今后的影响。他们将术后患者的心理状态分为四种类型：

（1）拒绝否定型。患者常说："我没有患癌，医生因为谨慎，才切除了我的乳腺。"

（2）征服型。患者常说："我一定能够战胜乳腺癌。"

（3）被动接受型。患者常说："我知道是乳腺癌，但医生已经按常规给我做了治疗，只能这样了。"

（4）无助型。患者常这样说："他们对我的病什么都没做，我完了。"结果发现，术后患者的正常生存率，前两种类型比后两者显著延长。由此可以看出，不同的心理状态确实影响着乳腺癌的治疗效果。

（七）"心疗"应贯穿乳腺癌治疗之始终

1989 年，有专家研究了同龄人之间交流、鼓励患者情感表达、放松疗法以及自主催眠等心理介入疗法，对转移性乳腺癌的生存影响，结果发现，实施心理介入的方法，可以显著改善乳腺癌疾病的进展与生存。

和许多其他疾病一样，乳腺癌的心理问题具有普遍性和隐蔽性。梅格威尔观察了乳腺癌切除手术与心理状态的关系，选择了 75 例患者，进行术前、术后心理护理，而对照组采用常规护理。结果发现，术前有 76% 的患者需要心理辅导，在心理治疗后他们得到了不同程度的缓解。术后出现心理问题的只占 12%，而对照组则为 39%。

可见，心理问题不仅贯穿于乳腺癌患者治疗的全过程，还程度不同的影响着患者的未来，先进的治疗手段也未必能减少心理问题的发生。可见，心理问题是独立于常规治疗技术之外的，因此，实施心理治疗对于乳腺癌的整体治疗有着积极的作用。

（八）"心疗"是控制转移复发的关键

乳腺癌虽容易控制，但由于受激素等的支配，容易转移复发。根据我们近 3000 例乳腺癌的诊疗经验，控制转移复发的最佳方法：①中医药的合理调整；②"心疗"的有效纾解压力；③饮食的优化。这些，都有促使内分泌稳定之功。

（九）告知其所可能败

乳腺癌患者常喜猜疑，好胡思乱想，草本皆兵（复发征兆）的倾向很明显，这种心理状态要随时加以纠正。需要让患者明确知道，紧张的精神、不良的情绪都会通过神经反射到大脑、肾上腺，引起体内激素分泌的增加。一方面使卵巢分泌雌激素增加，对乳房造成不良的刺激，另一方面肾上腺的兴奋又能抑制机体抗癌的免疫功能。同时要让她们相信，保持身心健康，克服抑郁、恐惧的心理，树立战胜疾病的信心，对乳腺癌的康复是很重要的。

（十）不经意中纾解恐惧

客观地告诉患者，乳腺癌在所有癌症中，属于比较容易治疗和控制的，且对机体功能的损伤通常也比较小。问题只是在于，相对而言它比较活跃，容易复发，但即便复发转移了，合理治疗还是可以有效控制的。

其实，乳腺癌五年生存率的确是很高，我们门诊初诊患者无转移的达到了 88% 以上，即使已复发转移的，积极进行合理治疗，五年生存率也不低于 75%。有资料表明，经合理治疗，单纯性乳腺癌患者的 15 年生存率高达 80% 以上。

（十一）合理运用中医药

对于乳腺癌，我们明确建议配合必要的中医药治疗。借助中医药，重在调整内分泌，稳定自主神经功能，改善多数患者存在的诸如更年期反应、因手术致使淋巴液回流受阻所出现的手臂肿胀、失眠、多梦，以及今后可能有的骨质疏松（因去势）等身心问题，特别是调理内分泌、调理月经，不仅是预防和治疗乳腺增生的重要环节，也是乳腺癌治疗与转移复发的防范关键之一。这方面，人们常存在误区。总认为只能依赖西医药。其实，这大错特错！谁都知道：中药调理月经很容易，也最有效。中医药可有效调整内分泌，只不过中医学没有内分泌这个概念而已。我们临床上，很多无法进行内分泌治疗（如不良反应大，脂肪肝明显者）和内分泌治疗失败者，运用中医药调理，效果相当不错。总之，借助中医药常可有效地控制病情，防止转移复发。在一批年龄偏大的老年女患者身上，我们试行单用中医药，获得了晚期乳腺癌长期控制的良好效果。

（十二）综合措施，消解障碍与偏差

针对患者普遍存在的睡眠障碍，对性生活的畏惧，以及生活方式方面的偏差，应积极给予有效的药物或心理治疗。

要帮助患者改善睡眠。睡眠不仅有利于平衡内分泌，更给体内各种激素提供了均衡发挥健康功效的良好环境，这对乳腺癌患者很有利。对顽固的失眠患者，早期配合一些精神药物或安眠的中西药物，不仅需要，而且重要。

再次，应让她们知晓，和谐的性生活能调节内分泌，刺激孕激素分泌，增加对乳腺的保护和修复力度。同时，性高潮刺激和乳腺的局部安抚刺激，还能加速血液循环，避免乳房因气血运行不畅而出现增生。

最后，应告诫患者遵循"低脂高纤"饮食原则，多吃全麦食品、豆类和蔬菜，形成每天及时排便习惯，增加代谢途径，谨慎对待哈士蟆油、蛋白粉、高脂牛奶、牛羊肉、维生素 E 等可能含有雌激素的饮食或营养品，以减少对乳腺的不良刺激。

三、两类心理倾向的纠治

乳腺癌患者临床有两大类倾向很有特点，值得特别关注。

（一）敏感、多疑，有抑郁或神经症倾向者

这在中年妇女患者中特别常见，约六成乳腺癌中年患者表现出这类倾向。对此，要从多个环节加心注意。包括：

（1）要明确地让她们知晓，抑郁是本病的危险因素，应学

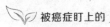

会自我愉悦情绪。要让她们了解，当人心情愉悦时，心血管系统会加速运行，胸肌伸展，胸廓扩张，肺活量增大，血液中的肾上腺素会明显增加，有益于乳腺健康。同时，开怀大笑还有利于摆脱糟糕的情绪，这是对乳房最及时的挽救。有心理学家建议，乳腺癌高危妇女或乳腺癌患者应每天对着镜子大笑三次，保乳效果胜过药物。

（2）可以不经意的方式，反复提及，让其知晓乳腺癌不难治疗。本病心态很重要，整天神经兮兮的，怕这怕那，一有风吹草动就疑为转移复发，反而不利于康复。情绪不稳定，必然导致神经功能与内分泌系统不稳定，免疫功能易受干扰，反而容易复发转移。

（3）对语言疏导无法解决的，必要时可短期配合用些抗焦虑和抑郁的药物。

（4）临床与有上述倾向的患者沟通时，包括问诊时须注意，这类患者有时会夸大症状，以求引起重视。因此，对有些症状应在不经意间让她感到并不那么重要，没有必要予以过度关注。千万不可用模棱两可的回答："嗯，肩膀痛，有可能是骨转移吧"等这样的话。如果让患者听到了，她们经常会无休止地去检查，以致寝食不安，生存质量大打折扣，有的因此最终真的出了问题。

（5）即使高度可疑有复发、转移倾向者，回答也应该有点技巧。应先让她知道，即便复发了，还是很有把握控制或治愈的，然后再建议她做些必要的检查。总之，部分乳腺癌患者疑病和神经症倾向很明显，临床必须充分运用心身医学技巧加以纠治。

（二）好胜心强，常压抑自我者

因压力、挫折所导致的乳腺癌患者，她们的性格与上述情况恰恰相反，好胜心强，常压抑自我，轻易不服输，表面看上去冷静、成熟、理性，内心却又为这场大灾难而痛苦万分。这种情形多见于年轻的乳腺癌患者，对此，应做出有针对性的疏导。

（1）比较成熟、也较成功的做法是首先"告之以其所败"。这类患者常十分苦闷，"为什么上帝对我如此不公？""我既无家属史，又生活习惯良好，为人正派，工作努力，为什么会生乳腺癌？"这时，应明确指出，好强、好压抑自我是你的病根，长期如此，内分泌失调，乳腺生长的微环境失衡，最终就可能发展成为乳腺癌。因此，必须做出调整，该马虎的应马虎，该糊涂的就糊涂。

（2）这类患者往往是已经取得一定的成功，或事业刚起步。患了乳腺癌，常使她们有坠入万丈深渊之感，落差很大，应明确告诉她，这只是人生旅途上的小曲折而已，切莫因此心灰意冷。笔者周边有许多患了乳腺癌，治愈后事业依然不受影响的实际案例。美国惠普公司前女董事长，也曾经是乳腺癌患者，十多年后又成了著名国际大公司的掌门人。

（3）许多年轻的乳腺癌患者，尚未成家，患癌后她们对婚姻心存恐惧。应努力加以开导，鼓励她们像正常女性一样，去接受爱，拥抱家庭生活。这一切都是心理治疗的重要环节。

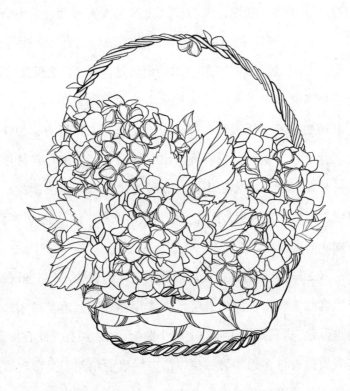

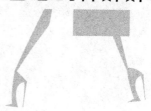

第八种
癌症最爱多愁善感的林妹妹

病例回放：更关注内心感受，也更容易被情感所伤害。女性常见癌症的诱发因素中，多与情感相关。

病理解说：常抑郁者，癌症发病率较常人高出三倍。抑郁者免疫功能明显受损，并伴随内分泌与代谢多环节失调。

何裕民如是说：一切对人不利的影响中，最能使人短命夭亡的就是不好的情绪和恶劣的心境，如发愁、颓废、恐惧、贪求、怯懦……

防癌抗癌新主张：1.良好情绪不可少；2.恐癌心理要不得；3.防癌心理重建设。

病 例 回 放

不仅发病过程中女性和情感关系甚为密切，而且在女性癌症的发展或者症状加剧过程中仔细寻觅的话，也可以看到情感起着重要作用。最近我接诊的一个病案就非常有趣，也非常发人深省。

她是一个财务科长，已经退休了，因为骨痛去医院检查。检查结果是晚期乳腺癌骨转移，经过长时间的放化疗导致体质很差，化疗已经进行不下去了。6月份开始在我这里治疗，我让她把化疗间隔期拉长，中医药加强。到9月底，她的情况开始改善，气色好了，脸也光润了，精神状态大有好转，骨头也不疼了，只是偶尔阴雨天有些不适。通过长期接触，我知道这个人脾气暴躁，非常要强，掌控欲强，且特别追求完美。10月底，她又来了，状态很好，开开心心地，还非常感谢我给了她起死回生的机会。

12月中旬，她又来复诊，这次是她姐姐陪着来的。我一看，脸色发青，人见消瘦，一脸愁容。她见到我一脸无奈地说："何教授，不知道为什么，我又进鬼门关了。上次看完后很好的，然后，回去没多久就住医院了，住了一个多月，到现在为止原因都没查清楚。"

她拿出厚厚的一沓片子给我，"不知道什么原因，莫名其妙的小肚子一阵阵疼，疼了后就再没有大便，吃东西还想吐，临床诊断为肠梗阻。这一个多月来都在住院检查，所有的医生，所有的证据都认为是肠梗阻，但就是原因不明，光检查费用，一个月就花了四万多元。"

我把她的所有检查都看了一遍，X 线片、CT、磁共振，还有 PET/CT，在腹部并没有见到明显液平（"液平"是肠梗阻的特异性证据），然后也没有听到肠鸣音。她说，一个多月没有大便，也没有放屁，吃了就吐。从临床症状来看，我认为是非常典型的肠梗阻。但为什么影像学没有显示出"液平"呢？这的确不好解释。

我当时在想，这肯定是肠梗阻，症状很典型。但我也在纳闷：什么因素引起她的肠梗阻？肠梗阻不会平白无故发生。为什么肠梗阻没有液平（通俗地说，肠梗阻的"液平"现象就像是下水道堵了，局部总有水渍存在一样）呢？她说医院组织了两次会诊，都得不出结论。其中一个医生解释说，她后腹膜有一个淋巴，可能是这个淋巴压迫了腹腔中的肠道，引起了肠梗阻。我觉得这个解释太牵强了，因为她后腹膜的淋巴以前就有，原因说不清楚，可能是因为几年前她做过子宫切除手术，属术后增生性反应。但这个淋巴并不很大，只有 1.8cm，要引起几厘米外的腹腔内肠道的梗阻，无论从什么角度解释都没法令人信服。

她的个性我是知道的，前面也已经说了。我就让她仔细回忆发病前一两天究竟发生了什么。她说："我肯定没乱吃，也没有其他因素，只是跟老公吵了一架。老公见我身体好一点了，就故态复萌了。那天，他吃完晚饭，抹抹嘴，就要外出，我说'我身体不好，你能不能再洗洗碗？'老公说，'你现在不是很好了吗？完全可以洗碗了。'然后，我们就开始拌嘴，老公又像以前一样骄横，说话很难听，气得我浑身发抖，他却甩甩手，走了。一两个小时后，我感到肚子一阵阵地疼，叫人去叫他，他也不睬我，恢复到我们原来非常严重的对立状态。"

找出症结，她是严重的情绪反应，导致了精神性的胃肠功能急性紊乱，或者说，是亢奋的情绪反应引起的急性麻痹性胃肠梗阻，因为剧烈的情绪波动，导致了她交感神经系统极度亢奋，抑制了胃肠蠕动。中医学习惯于以"肝气郁结、胃失和降"来解释。这并不常见，但原因却很简单，诸多医师之所以忽略，是因为肠梗阻在一般人印象中，机制不是物理性、机械性的，就是炎症性的，但她却是情绪性的。我把这个解释说给她听，她想了想说："我也怀疑过，但从来没有医生问过我前因后果啊。"

根据她的情况，我开给她一些理气的中药内服外敷，同时，建议她配合吃一段时间的抗焦虑药。

两个星期后，她又来复诊，她告诉我说："何教授，真的佩服你，你的药真行，当天下午用上去，晚上就放屁，晚点就能排出大便，尽管出来量很少。现在这些症状没有了，隐隐作痛也没有了。"其实，不是药好，而是找准原因，对症下药罢了。

总之，对于女性癌症，包括临床症状，包括她们的疾病加速恶化或稳定，都别忘了应考虑可能的情绪因素。了解情绪因素并不难，并不需要精密的仪器检查，只需要多问几个为什么，通过刨根问底，追踪其前因后果，往往就有可能找到蛛丝马迹，再细细分析，也许就豁然开朗了。

从古至今，"淑女"都是中国"好女人"的典范。之所以称为"淑女"，就是因为其十分"贤淑"。所谓"贤淑"，说的是女子贤良美好。唐代孙棨在《北里志》里称："于公尚广德公主，宣宗女也，颇有贤淑之誉。"明代孙仁孺的《东郭记》誉曰"之子真贤淑，况又仪容美"。现代作家丁玲的《自杀日记》也说："他有贤淑的女人，比我好的女人。"可见，古今都推崇"贤淑"之女。

贤淑，通俗地说就是通情达理，知书善让，谦和包容。传统文化认为，女人一旦通情就具备了宽容，一知书就具备了理性，为此，她们不会放纵自己的情绪，甚至时时克制，很少会冲动，这被誉为是女人的美德。但是，落在身体上，就可能出问题。

1987年版的《红楼梦》中扮演过林黛玉的陈晓旭，是迄今为止公认的演林黛玉最为神似的一个。之所以神似，多少是因为演员本身具备了林黛玉类似的气质，其中贤淑、细腻、敏感、脆弱是必须的。在扮演林黛玉的同时，她也活灵活现地展现着自己。

林黛玉死于结核，这在当时属于难治之症，陈晓旭死于癌症，且偏偏是乳腺癌。之所以如此，就是因为她们都是淑女。

我们都知道血型有分 A、B、O 型，但是我们是否知道性格（个性）也分 A、B、C、D、E 四型的呢？这些还与患病概率密切相关。

林黛玉这种看似贤淑的性格，人们往往归之为 D 型或 E 型，她们表现出多愁善感、孤僻、爱独处、不合群、沉默寡言，接人待物方面不很热情，甚至有点冷淡，缺乏自信心，有不安全感的 D 型特征，也表现出感情丰富，善于思索，攻击性弱，情绪消极，自我评价偏悲观的 E 型特征。这两种性格像孪生姐妹，常常相依相伴，都容易发展成抑郁倾向。抑郁早就被研究认定为癌症的"催化剂"。有资料表明，常抑郁者癌症的发病率较常人高出约三倍。

此类性格多见于文化层次中等的青中年妇女。平素，她们往往易发神经官能症，生活中点滴小事都可引起这类人的抑郁焦虑，产生一系列生理功能紊乱，如心悸、头晕、头痛、失眠等症状。其实，她们一直为这些症状所苦恼，这种情绪带有波动性和不稳定性，故称为神经质型抑郁或焦虑。

有研究揭示，抑郁者免疫功能明显受损，并伴随着内分泌与代谢多环节的失调，平素小毛病不断，生活质量不高。林黛玉之所以年纪轻轻就患上肺结核，上述综合因素是关键。陈晓旭的免疫、内分泌及代谢功能显然也类似，这就使她才不过四十岁就因为乳腺癌去世。深究她的癌症成因，也许因为她和林黛玉类似,是个外人看起来柔弱,但自身却代价多多的"淑女"。

与"淑女"相对的名词,近有"超女"一词,起于几年前的电视选秀。能荣获"超女"头衔的,都是些敢想敢干的外向女孩子,这个选秀节目的宗旨就是"想唱就唱"。看看多勇敢、多自我、多阳光的口号。"想唱就唱",不用在乎别人怎么看,不用在乎是不是唱得动听,只要喜欢,只要自己唱着高兴就可以唱。这种性格及行为方式和"淑女"的低调、克己、内秀大相径庭,从健康的角度看,"超女"的这种自我,不仅是对心理需求的成全,更是对身体康宁的成全。她们至少不会因为所愿不遂而郁闷,自我常常得到较大程度的释放,从心身疾病的角度看,她们少了很多因为心理因素诱发癌症等疾病的概率。

中医将癌症视为"阴邪",所谓阴邪,是与阳光、阳气相对的。"淑女"个性上的"静",甚至自我克制,显然比"超女"的活泼、开朗更接近"阴"而远离了"阳"。当陈晓旭因乳腺癌去世时,一些医生遗憾地得出结论,"淑女"比"超女"更容易罹患癌症。于娟对乳腺癌患者多抑郁感到不解,并自己做了流行学调查以进行反驳,其实她自己就是有着类似"超女"的特点。但这并不等于说"超女"的乳腺就相安无事了,"超女"有"超女"的心身特点,只是少了些抑郁类的情绪刺激罢了。对此,后文将会有所分析。

临床上,女性因长期抑郁而发展成癌症的不少,尤其多见于乳腺癌、卵巢癌等与内分泌休戚相关的癌症。粗略估计,乳腺癌中，发病前明显抑郁（属于"淑女"类）的，约占总乳腺癌患者的四成以上。

有个青浦的女患者，在我这儿看病七八年了。其实，她早已经乳腺癌自愈了，但是一直不放心，一直要求看诊，因此，也就成了患者加朋友。

她第一次来看诊的时候，我就觉得她是个有着明显抑郁倾向的人，长得很秀气，有点腼腆，一看就是个典型的现代版"淑女"。

诊疗时我就非常纳闷，她才 37 岁，有两个孩子，大的已经11 岁了，小的也 7 岁了。她两年内左右侧乳房都患了癌，而且，都是独立性的。后来接触时间长了，我对她开始了解，她是一个非常内秀、抑郁和敏感的人。她说她小时候读书成绩很好，父母对她也很疼爱，长大后工作不错，丈夫对她也很好，但她总是不喜欢跟人交往，总担心着会发生某些事情，情绪也很不稳定，曾经因为抑郁而接受过一段时间治疗。33 岁时发现左侧乳房有硬块，一查，是乳腺癌，两年后，右侧也出现了同样的病症。通过两三年的治疗，包括我的鼓励，再加上我建议她吃一段抗抑郁药后，情况大为好转。但是，她的性格还是比较细腻、胆小、敏感，偏于抑郁、多愁善感，一有风吹草动，心里马上就不踏实，想得很多。我一直提醒她多和人交往，并建议她长期用谷维素等。现在，情况越来越好。

总之，对于"淑女"类型又有抑郁倾向的，要多多提醒注意，从多方面做调整，以免无意中被癌症盯上！

病 理 解 说

古今中外，人们几乎都认定一点，女性是情感动物，更关注内心感受，同时也更容易被情绪所伤，她们的健康状况，常常维系于精神情感。

"好"是主流文化对于女子的期待和评价标准，而女性也每每据此来约束自我行为。

在我早年写的《中医性别差异病理学》（1994 年出版）中曾对此做过分析。纵观历史，中国传统文化对女性的主流性看法和要求似乎主要集中在"阴柔似水"特征上。女子应柔弱似水，雅淑温柔，顺从谦和，情感丰富，对周围人的变化敏感，富有同情心，不坚持己见，易感受他人的情感变化而自己也卷入其间。要求她们文静，有教养，不喧闹，行为举止得体，做事恰如其分，分寸感强，衣着整洁，注重自己的容貌体态，适应力强，安于现状，无欲无求，无过多非分之想，能嫁鸡随鸡，嫁狗随狗，善主内，主持家政，对家庭和丈夫子女具有责任感，愿做出全身心奉献，同时还要擅长关怀人、照顾人，对亲近者能体贴入微，无微不至，并要有很强的依赖感，一般不独立做出重大决策，既十分警觉，又十分善于谦让，不与他人好斗争雄，不主动攻击他人，常以退为守，能耐心倾听别人诉说，喜欢聊天，人际关系融洽，时时表现出诸如林黛玉式的病态美，且喜欢艺术、文学与小说等。就是这么一组绝对男人至上的社会标准，长期以来令女性生活在情感扭曲、自我压抑的氛围中，导致她们的精神情感时时处在表面平静，内心却是惊涛骇浪的状态，由此引起了大量与心理有关的疾病。

临床观察表明，女性常见癌症的诱发因素中，多少都有着精神情绪发生作用的烙印，相较男性，女性受情绪影响的程度要重很多，不仅发病过程如此，疾病治疗及康复过程也都这样。就像明代名医董宿《奇效良方》所言："慈怨爱憎、嫉妒忧恚，抑郁不能自释，为病深固者。"外感疾病男女固无大的差异，女子大大多于且亦难疗于男子。

中医理论认为，女性有两大致病因素不太同于男性，一是"操持过度"，二是"七情怫郁"。"操持过度"我们放到后面讨论，先来讨论"七情怫郁"。

所谓"七情怫郁"，是讲情感易波动。女子重情感，体验细腻、敏感，情绪多不稳定，多愁善感，这就导致了因情绪怫郁而致疾（包括癌症），较男子更为多见。我们做过临床调查，揭示了这一点。成都中医药大学的王米渠先生分析古代代表性的医案集，如《名医类案》《续名医类案》《古今医案按》等，也得出了有说服力的结论。《名医类案》中记载因情绪怫郁而发病者，男女分别为 95 例和 101 例，女性稍多，但该书总共收录男女案例总数分别为 1720 例和 664 例。因此，男女情志所伤发病率分别占总例数的 5.5% 和 15.2%，女子明显多于男子。就七情性质而言，男子多因于"费神"（劳心、苦思），而女子更易为悲忧所伤，女子伤于悲忧的是男子的六倍多。《续名医类案》中记载，女性因情绪致病者也是男性的 2.5 倍，更多地表现出悲伤、哭笑和幻视等。《古今医案按》中，女子患病案例则是男子的两倍。这些都说明女子更容易伤于情感，临床也更多见因情绪波动而致疾者。

临床观察表明，不仅仅老年主妇，任何年龄段的女性，其癌症的复发、转移，包括多年稳定以后的复发、转移，常有情绪剧烈波动作为启动因子，起着"扳机"样的触发效应。对此，老年主妇只不过表现得更为明显而已。

我有一位 90 年代初的"B 型淋巴细胞瘤"患者，找我时已是老年主妇，中西医结合，控制得相当不错。进入 90 年代末，她已经稳定六七年了，只用中医药，基本不用西药了，进入新的世纪，她连复诊都很少了。的确，她可以说临床痊愈了。2004 年底，她突然再次来访，消瘦、疲惫、一脸病态，我当时很感吃惊。只见她呜咽着，不停哭泣，原来，四十多岁的儿子不久前因为车祸死于非命，她刚刚安顿好儿子后事，也知道自己危险，特来求助。我好生安慰，当时也暗暗惋惜，怕出意外。果真，没有多久，她自己摸到左锁骨上突兀地长出一个团块，且很快增大，第一时间就开始中西医配合，两三个月后已经不行了，与她儿子发生车祸相隔不到半年，她亦撒手人寰。

盛女士原本是上海人，20世纪80年代初去了香港，老公在香港发展事业，她操持家务。90年代末她被确诊为晚期卵巢癌，透明细胞类型，当时因种种原因，没有进行化疗，CA-199指标一直不好，接受我的治疗三五年后非常稳定，我们成为很好的朋友。2007年一个香港长途，她告知我她复发了，我让她赶来上海诊治。她匆匆与先生一起赶来上海，人亦憔悴异常，经过好一番调整，总算又趋于稳定。事后得知，复发的直接原因是她唯一的儿子也是因为车祸意外死于东莞。

其实，多数情况下，癌症的复发和精神打击有关。我有个乳腺癌的老患者是1998年患上癌症的，她的老公当时是上海某局的局长秘书，从1998年一直治疗到2005年，她越来越好。这期间，她老公也发展得很好，呼风唤雨。2006年老领导的退休，她老公也被打入冷宫，之后她老公又被查出有问题被免了职，老公一气之下，下海经商。这位患者当时已经退休，是财务出身，老公就请她帮助打点刚刚创办的公司财务问题。该女士生性谨小慎微，她总认为自己乳腺癌已经七八年过去了，已经治愈了，当她开始天天为老公的事情提心吊胆。2010年底，她突然出现骨痛，一查，乳腺癌晚期，骨转移，再仔细一查，肝内也有了病灶。这时，她与她老公都慌了。因为，在2004年之前，她是个按时来找我看病的好患者，五年以后，夫妇俩都麻痹了，总认为已经安全，所以松懈了，药也停用。我把她先生狠狠批了一顿，说：

"你知道你老婆的性格细腻胆小，你下海这四五年，她天天为你担惊受怕，你不觉得你应该对她的复发承担责任吗？"她老公喏喏地点着头，接受批评。

总之，根据临床观察，三五年后转移复发的，约 80% 以上有明确的精神刺激因素可以寻觅。因此，调控精神，安顿好心，对于女性患者来说，也许是终生性的康复要旨。

何裕民如是说

随着社会发展的日益要求，女人所面临的来自各方面的压力日益增大，特别是工作和家庭方面的压力日益增加。面临过度的压力，女人或多或少感觉到了压抑，然而这种压抑的心情如果不能得到及时的排解，长期处于压抑的环境中，就会给女人的身心健康造成极大的伤害。

人的喜怒哀乐等"七情六欲"都会对身体健康产生影响，同样的对癌症也不例外。中医学就认为"七情六欲"的过度会导致气滞血瘀而发患癌症，认为"百病皆生于气""万病皆源于心"。

那么，为什么女人心情压抑会患癌呢？这是因为，心情压抑等消极情绪作用于女人的中枢神经系统，引起自主神经功能和内分泌功能的失调，使机体的免疫功能受到了干扰或抑制。一般认为：癌细胞是体内细胞增殖（即产生新细胞）的过程出了"偏差"所导致的"次品"，属于分化（行为发育）不良的"坏孩子（坏细胞）"。通常情况下，正常的机体免疫功能可以很好地识别出这类"坏细胞"，同时启动自身强大的免疫系统，在这类"坏细胞"尚未拼命繁殖、增多，形成"黑社会"之类的势力（即一个癌细胞增殖成几百万到几千万个癌细胞所组成的癌瘤肿块）之前予以有效的清除。因此，一般人通常不太会患癌。免疫功能受抑制或干扰则容易导致癌细胞增殖而罹患癌症。

精神因素对癌症的发生、发展、扩散起着非常重要的作用，这点已被动物实验所证实。用声光刺激动物，使之产生紧张、焦虑，结果动物的免疫系统的防御能力大大减弱，并诱发了潜伏在体内的癌瘤生成。另有实验显示，在受到同样刺激的老鼠臀部种植的肿瘤细胞，很快就扩散到肺部和肠道。究其原因，正是这些恶劣的精神因素起到了"唤醒"沉睡的"狮子"(癌细胞)的作用，使它得以"疯"长，肆无忌惮地吞噬着机体。

相反地，就像我在序言里所说的那样，新近有多个小老鼠实验研究证实：让荷癌小老鼠（对小鼠人工种植癌）分别生活在快乐环境和孤独抑郁环境，结局大不相同：前者癌瘤受到抑制，甚至消失；后者长得很快，大多短期内死亡。不会说话的动物尚且如此，人不更甚！

有人把不良情绪比作装满子弹的枪，任何微小的刺激就像扣动了它的扳机。的确，"不良情绪是癌细胞的活化剂。"正如一位哲人说的："一切对人不利的影响中，最能使人短命夭亡的就要算是不好的情绪和恶劣的心境了，如发愁、颓废、恐惧、贪求、怯懦等。"就拿乳腺癌来说，2000 多年前，古罗马的盖伦医生就知道患乳腺癌的妇女常患有忧郁症，而现代医学则证明了这点，抑郁消极的情绪可使催乳素分泌过多，进而导致乳腺癌。

很显然，心情糟糕、情绪紧张、抑郁、悲观的人是癌魔的青睐者，癌症最容易"爱"上这些人。为了预防癌症的发生，作为新时代女性，你不仅要防止各种致癌因素，还应当保持一种良好的心态和稳定的情绪，以确保身心的健康。

防癌抗癌新主张

一、良好情绪不可少

始终保持精神愉快,保持轻松的心境,增强人体的抗病能力,使免疫力能正常发挥, 这是防治癌症的关键。

要想预防癌症的侵袭,你首先要做的事情就是,防止精神过度紧张, 保持良好的情绪。作为现代女性, 由于生活节奏的加快, 以及各方面的不确定因素的增多, 必然注定了你不可能永远处在良好的情绪之中, 这就要求你务必要善于调节自己的情绪。基于此, 笔者提出如下几种实用小方法, 你一定要多加注意:

(1) 作为一个心身综合调整的基本措施, 平时要学会腹式深呼吸, 且经常操练。一旦有情绪波动, 即做深呼吸, 常常可以瞬间舒缓情绪与紧张。

(2) 压力沉重时, 可以间隔一段时间做一下深呼吸, 慢慢地吸气,然后再慢慢地呼出,每当呼出之时在心中要默念"放松"。

(3) 碰到不开心或憋屈之事, 切莫深埋在心底, 要学会向亲戚朋友或同事诉说出来, 或到大自然走走, 或找个合适的环境哭一场。

（4）无论遇到多么不顺的事，你不要老是绷着脸，要试图让自己笑一笑，并学会具有幽默感，让自己对生活始终保持乐观向上的态度。

（5）平时经常看点励志的书或传记故事。遇到挫折时，善于用某些哲理或名言慰藉自己，或者借他人经历调侃自己，鼓励自己与痛苦、逆境做斗争，而不是一味悲伤，自暴自弃。

（6）心情沮丧的时候，朗诵一些幽默滑稽的句子，将有助于消除心中的悲伤，或活动一下身体的一些大关节和肌肉，动作没有特定要求，只要感到关节放开，肌肉松弛就行了。

（7）想到不快之事，心情自然就会变坏。既然这样，干脆就别去想它，如果还是禁不住去想，那就让自己忙起来，忙到根本就没有时间去想它。

（8）情绪不畅，有所压抑时，不妨选择个安静之处，站着、坐着或躺着，望望蓝天白云、喝喝咖啡、看看书、听听音乐，也可以约伙伴一起去逛逛商店。不是经常有女同胞说吗，花钱败火。

（9）当经历某些挫折时，难免滋生失望之情，此时不妨找一个理由自我安慰，自己阿Q阿Q，也是缓解不良情绪的不错方法。

（10）学会充实地过好每一分钟。早晨醒了后千万不要恋床，推开窗，呼吸清晨的新鲜空气，放松全身。万一晚上入睡困难也别自责，要么索性起床，干点其他事，感到困了再躺倒，要么看点平时不太想看的书，要么吃点安眠药，千万别就睁眼躺着。

补充一项，如果你自己怎么都无法排解心绪，可以寻求心理医生的帮助，让专业人士为你解决专业问题。

二、恐癌心理要不得

癌恐惧症，或称恐癌症，就是对癌症产生了恐怖心理和行为，恐惧会导致心身诸多症状的疾病。

近年来，癌症的发病率很高，死亡率也高。发现癌症后，一时无特效的治疗方法，而且需要接受长时间比较痛苦的治疗，有不少女性患者在发现癌症之后较短时间内就被癌症无情地夺去了生命。身边有很多这样离开的人，使广大女性朋友更滋生了对癌症的恐怖心理。

在临床上，我们经常可以见到有一些基本健康的女性，她们并未患癌症，但总认为自己患了癌症，到处求医、检查。自己叙述许多与某种癌症相关的症状，如出现了身体消瘦，精神不振等等。对这种患恐癌症的女性"病人"，最好的疗法，就是让她们到自己最信任的医院，由她们最信任的医生采用使她们可以信赖的措施和设备进行检查，明确肯定她们没有患癌症，从而消除恐癌心理。同时，亦可采用适当的心理疗法进行治疗。一般来说，是比较容易治愈的。

有人认为，恐癌症患者，并未真正患癌症，不必治疗。笔者认为，这种观点不妥当。从最近关于癌的本质的研究成果来看，癌症似乎起源于基因。人体细胞中存在着正常基因（包括科学家所称的"原癌基因"）和致癌基因，原癌基因可以圆满地完成细胞机制必不可少的各种蛋白质的编码任务。但当它一旦转变成致癌基因，就可能编码出异常蛋白质，或者是生成在数量或时间都是不适宜的蛋白质。当细胞中致癌基因达到一定程度或发生多个遗传性改变时，又使致癌基因的启动子活性增高，就有可能使细胞恶变。人体内的癌细胞到达一定数量时，就会发患癌症。

大量心理生理学的研究成果指出，忧愁、恐惧等消极的情绪，会使人的整体的心理活动失去平衡，影响生理功能，造成诸多功能紊乱和免疫功能降低。

因此，作为女性，你绝对不能让恐癌心理在自己身上扎根发芽，你必须趁早将其消解掉，只有这样，才可以确保你的身体不受致癌因子的干扰破坏。

三、防癌心理重建设

如果你决心预防癌症，除了设法促进身体健康外，你更要加强心理建设，优化气质，努力改善你的行为模式，改变某些有可能具有癌症倾向的性格特点。

那么，你该如何将加强心理建设呢？笔者着重向你推介如下这几个方面：

（一）建立自信心

如果你具有消极情绪，自以为卑微无能，悲观失望，你需要建立自信心。这种自信的力量，能使你更合理的认清自己，把自我的力量集中于自己的优点与才能上，使自己能够越来越热爱生活，适应并喜欢周遭的事物，并将消极悲观和无望的情绪一扫而空，同时，这还可以提高你的免疫系统的防癌功能。

（二）勇于应付挑战

如果你不幸反复遭遇挫折失败，渐渐形成忧郁焦虑、抑郁不宁、恐惧不安的性格，你应尽快以一种有价值又适合自己性向的工作与态度来应付挑战，设法使自己的感情升华，消解抑郁不宁与恐惧不安等的消极情绪，这才是锻炼健全心理，培养稳定情绪，达到预防癌症的有效途径。

（三）看得开并放得下

如果你生活紧张，唯恐丧失美貌容颜，丢失名位权力，招致经济损失，忧虑失败，你应该认清衰老的自然规律，理解财富、名位、权势皆身外之物，会转眼成空；要看得开并放得下，对于无能为力的事，你要量力而行，知足知止；要能以清明的思想，照破心中的贪欲的阴影与虚幻，转而承认现实，从服务社会中，获得情绪稳定、心地安宁。

（四）打开自我封闭的枷锁

如果你不幸遭遇亲人逝世、知交永别、婚姻破裂、事业失败或天灾人祸等重大灾害，受到强烈的精神刺激而独自哀伤、消沉失望，你要打开自我封闭的枷锁，借着至亲好友、信赖的师长的慰藉与开导，将郁积于内心的种种悲哀、失落、牵挂、忧虑等不良的情绪，宣泄清净，或是自我疏导，将不良情绪转移为积极行动，专心于自己喜爱的活动。

（五）学会感恩并与人协调

如果你以自我为中心，欲望炽烈，形成不满现状，心存嫉恨的性格，你应幡然醒悟，使自己经常生活在满意、知足和感恩的心境里，实践"我为人人""帮助他人，成就自己"的回馈心志与行动，并力求建立和谐的人际关系，事事先求与人协调，尤须戒贪，以免堕入执着与痴迷。如果能做到这些，你就能知足常乐，天君泰然，远离癌症的苦厄。

（六）了解自己并尊重别人

"人贵有自知之明"你应从深切的自我反省检讨中，了解自己，知道自己的短长，进而尊重别人，借以消除主观和偏见，以谦虚的态度待人接物，将偏激的行为改变成平和健康的性情，促使内在功能稳定，内分泌平衡，免疫系统功能正常，这样就容易与癌症绝缘。

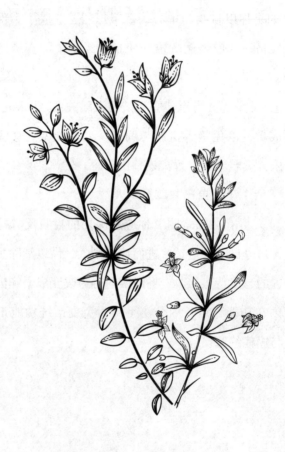

第九种
癌症最爱任劳任怨的灶台女

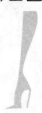

病例回放： 经常吸入厨房油烟，与女性肺癌有着直接的关系。

病理解说： 油烟中的不良气体可诱发肺组织癌变，长期吸入厨房油烟的女性患肺癌的概率是一般女性的 2~3 倍。

何裕民如是说： 国内外已有多项研究发现，厨房油烟与肺癌密切相关。对于家庭"煮"妇来说，这就是职业中毒。

防癌抗癌新主张： 1. 居室改造，不如改"灶"；2. 创伤性治疗要有度，不能赌；3. 最重要的是康复心态。

病例回放

临床还观察到许多家庭主妇患了癌症，尽管她们并没有多少工作竞争压力，却有着一些类似的东西。比如说，前不久，我一连串看好了几位六十岁上下的家庭主妇，患的都是乳腺癌。仔细观察，发现这些家庭主妇都有非常鲜明的性格特征，简单说就是爱管事、喜操劳，性子急、脾气坏。

为什么会滋生这种个性呢？我分析认为，她们长期处于社会活动圈外，活动范围只是几尺灶台和有限的屋内，过于狭小的生活空间与广大的社会形成了巨大的反差，让她们有不安全的感觉。而且天天围着灶台转，忙忙碌碌，一日三餐，时时打扫，并无多少正性的社会回报，使她们潜意识里产生愧疚感。不安全感，忙碌而无回报，再加上愧疚感，造就了她们极强的操纵欲、控制欲、回报欲（管得更多）和急躁情绪等，并日益异化为一种持续的行为特征及内源性压力，使自己始终处在慢性应激状态，促使神经－内分泌－免疫轴长期紊乱，久而久之，助生了癌症。

其实，别看家庭主妇天天忙里忙外，打打扫扫，多数年长的主妇又特别爱干净，也许是为了回报家人在外的辛苦，也许是感到这样可以体现自我的成就。可是，家人回来后很少会表扬她的辛苦，久而久之她们没有成就感，缺乏正性回报，到了五六十岁，容颜彻底消退，逐渐产生了危机感，所以造就了她潜在挥之不去的郁闷和内在压力，转化为对她所能够控制的事物的强烈控制欲和急躁情绪。凡是患了癌症的家庭主妇（包括五十朝外的村姑），几乎百分之八九十都是这种性子急、爱管事，什么都想管，然而事实上什么大事都管不了的人。现实生活中，癌症患者中这样的家庭主妇很多，她们经常抱怨自己的生活比平素别人上班还要辛苦，还要累。

比如一个乳腺癌患者，六十开外的家庭主妇，已经做了外婆，随着生活条件的改善，子女已经雇用阿姨帮助处理家庭杂事，她新的任务就是看孩子，尽管简单，但她照样心急火燎。为什么呢？子女说：她特别爱干净，总想让自己很小的外孙子的衣服永远干干净净的。怎么可能呢？小男孩正是最淘气的时候，很快衣服就弄脏了，怎么办？外婆肯定看不下去的，就要换。换了新的之后怕再弄脏，就时时紧跟着外孙子，于是乎在别人看来应该是含饴弄孙的惬意生活，被她过得比平时还累。这不，孩子只带了三年多，没有上学，她却被查出患了乳腺癌。

我的解答是："因为你自己的目标定错了，你的要求是错误的。如果你不要求自己淘气的外孙子时时刻刻都干干净净的，你怎么可能比上班还累呢？怎么可能着急上火？"我们所说的着急上火也是一种慢性应激，同样是伤身的，可以诱发癌症。

因此，别怪别人了，自己也需要检讨。

　　容易生结肠癌和乳腺癌的家庭主妇，还有一个特点，就是喜欢吃残羹剩饭。往往桌上残留的，不管多少，她统统扫荡完毕，装进肚里。尽管她们可能也知道这样不好，但还是会坚持这样做的。原因很多，也许她们的健康意识差，或者残羹剩饭能够某种程度满足她们的某些欲望。美国有学者解释为什么黑人中年妇女肥胖的特别多，一个解释就是以残羹剩饭来满足口腹之欲及排遣心中郁闷。更可能的是，认为家人赚钱不容易，不舍得扔东西，这也许也应该从上述愧疚感等做出解释。我不能帮你们赚钱，至少可以帮你们"省钱"。

　　此外，相对于职业女性，特别是有文化层次的职业女性来说，家庭主妇通常对自我形象的重视程度远远不如前者，因此，更愿意放开肚子，一股脑儿扫荡精光。可见，是综合因素促成了这一嗜好，而这一嗜好又潜藏着危险。因为这些残羹剩饭中，不仅油脂过量，而且会造成代谢紊乱，久而久之，一定加剧某些癌变的进程。结肠癌和乳腺癌是她们最容易罹患的，这些癌症的发生、发展与代谢紊乱起着重要作用。

　　临床上，家庭主妇患了癌症，体形微胖，上了一定年龄（四十岁以上）的，仔细问诊，可以说抓一个准一个，特别是那些结肠癌和乳腺癌患者，更是常见，一定是残羹剩饭的扫荡者，餐桌上不愿意留下任何东西的主妇。

病理解说

厨房里包含很多种致癌物质，能使女性罹患癌症。家庭主妇患肺癌的增多，有力地证实了女性肺癌与厨房内的油烟之间有着千丝万缕的关联。通常来讲，食油加热过高（冒烟）可产生有害的致癌物质，尤其是油炸食品时，满厨房油烟，对女性身体的损害极大。

厨房内不但油烟可致癌，而且反复加热的油（炸食品用油）也含有致癌物质。有的家庭主妇为了节省油，炸鱼用过的油反复使用，不舍得丢掉，这是十分错误的做法，因为这种油里面含有很多致癌物质。

厨房内另一个致癌因素是燃料的燃烧。无论谁家做饭（除用电外）都是用燃料。科学研究发现，常用的木柴、煤炭或煤油等含碳的有机物燃烧时，会热解产生 34-苯并芘，这是一种致癌能力很强的化学物质。它可以通过呼吸道进入人体，也可以通过皮肤进入人体，既可以诱发皮肤癌，也可以引起呼吸道、消化道、膀胱等多处器官的癌症。毫无疑问，34-苯并芘对人体健康的损害是巨大的。

由此看来，厨房由生活燃料、油烟等造成的空气污染实在不是个小问题，你绝对应该提高警惕。一些医学调查结果也表明，肺癌的发生与厨房通气条件差有极大的关系。比如，厨房太小、通风状况差、炉灶结构不合理，都会使得有害气体留在室内排不出去。如果你每天在家生火做饭一个小时，厨房中有害物质的浓度比生火前要增加二十多倍，这简直太吓人了。如果你长久地置身于这样一种环境中，较长时间吸入这种不良空气，你的身体健康肯定会受到不同程度的损害。这样的结果是无论如何你都不愿意接受的。既然如此，防污、减污便成了你的重中之重。

何裕民如是说

很多人都知道，吸烟不仅有害身体健康，而且还容易致癌，但却很少有人意识到厨房油烟具有同等甚至更大的危害，对一家之"煮"的好女人——家庭主妇们伤害更大。

厨房油烟可致癌，这早已不是什么秘密。

国内外已有多项研究发现，厨房油烟与肺癌密切相关。据英国一项研究报告透露，在通风系统差、燃烧效能极低的炊具上做饭一小时，对人体健康所造成的损害，与每天吸两包烟的危害几乎相当。对英国的这份研究报告，尽管现在有不少人持保留态度，但厨房油烟对人体所造成的伤害却是不争的事实。

那么，厨房油烟是如何产生的呢？它又与什么有关呢？经研究发现，厨房油烟与烧菜时油的温度有直接的关系。一般来说，当油加热超过150℃时，会产生"丙烯醛"，这种物质具有很强的辛辣味，可引起一系列疾病，如鼻炎、咽喉炎、气管炎等；当油温超过300℃时，这时除了产生丙烯醛外，还会产生凝聚体，不仅能使人慢性中毒，而且还容易诱发呼吸和消化系统癌症。

有另外一份研究表明，当菜籽油、豆油等食用油加热低于240℃时，对人体的损害作用往往是很小的。然而，油温一旦达到270℃～280℃时，便可产生油雾凝聚物，可以极大地损伤细胞染色体，这被认为和癌症发生有关。因此，食油加热温度过高，特别是加热冒油烟时，便可能产生大量有害的致癌物质。

以上的分析或许会让家庭"煮"妇们恐慌不安，但饭还是要吃的，菜也是要做的，那么怎样才能做到健康与美味兼得呢？笔者建议，身为"煮"妇，你务必从远离厨房的油烟做起，竭力改变不良的烹饪习惯，以减少厨房油烟污染所带来的危害。

在职业女性和家庭主妇谁更容易得癌这个问题上，很多人都认为，室外空气污染严重、吃饭也不卫生、工作压力又大，所以工作的职业女性患癌症的概率应该高于家庭妇女。但是，美国有调查显示，家庭主妇死于癌症的比率，远远大于外出工作的职业女性。这是为什么呢？原因就是家庭环境所造成的职业中毒。

职业中毒？这个八竿子也打不着的东西竟然发生在家庭主妇的身上，实在让人觉得不可思议。不过，仔细想想，也确实有几分道理。我们都知道，女人一旦抛弃工作，便会把家庭看得至关重要。事实上，这些平时不在外面工作的女人，也是这样做的。她们似乎已经把家庭当成了她们的另一个工作场所，而无休止的家务也理所当然地成了她们的"工作"。

不过家里还有危机存在。这些一心扑在家务上面的女性恐怕没有想过，她们做家务时所使用的各种洗涤用品，如三餐后必用清洗碗盘的洗洁精，平时用来洗衣服的洗衣粉，用来打扫卫生间的洁厕灵等，这些家庭洗涤用品都在悄悄掠夺她们的健康，甚至诱发她们患各种各样的癌症。

有研究表明，进入人体的化学洗涤剂毒素对人体危害甚大，它不但能使人体血液中的钙离子浓度下降，而且还能使血液酸化，让人产生疲倦。同时，这些毒素对肝脏的损害也极大，不仅能使肝脏的排毒功能大大降低，使人体免疫力迅速下降，而且还会使肝细胞病变加剧。这还不算什么，更加可怕的是，这些毒素还具有很强的癌症诱发性，让人们在不知不觉中得癌。

就拿女性经常使用的洗衣粉来说，它对女性身体的损害就不容忽视。尽管你经常用洗衣粉来洗衣服，但是你却未必知道，洗衣粉的主要成分是什么，其实洗衣粉的主要成分之一是一种叫作烷基苯磺酸钠的物质，作为一种表面活性剂，它使洗衣粉具有极强的协同致癌作用，它能使致癌物质 4- 硝基喹啉氧化物的作用大大加强。此外，洗衣粉中的荧光增白剂也是致癌物质。

基于此，笔者建议你，在用洗涤用品洗衣、洗手后，一定要记得用清水冲洗干净。洗衣服时，尤其是内衣，要用清水将洗涤用品彻底冲掉，直到水中没有泡沫为止。在清洗蔬菜水果时，切忌浸泡得太久，要不然会使细菌随着洗涤残液进入你的身体中，损害你的健康。像洗涤剂、洁厕灵、空气清新剂等家庭卫生用品，你一定要记住，千万不要将它们堆放在墙角或卫生间里，而是要分开存放和使用，以减少毒性。

防癌抗癌新主张

一、居室改造，不如改"灶"

如果笔者问你，在你的家中最大的污染源是什么？你可能一下子回答不上来。笔者告诉你吧，是厨房。

一提到厨房，你可能立即想到的是那些诱人食欲的美味佳肴，可是你同时也应该想到，在厨房里也散发着各种对人体有害的气体。这些有害的气体就像一个无形的杀手，悄无声息地在危害着你的健康，甚至夺去你的性命。面对如此事实，"居室改造，不如改灶"的说法也就没什么可奇怪的了。

为此，你家的厨房的炉灶设计要做到科学合理，厨房的通风和空气对流要保持良好。使用中你还要特别注意，切莫把窗户关得太严。总之，只要你能科学合理地改造你的厨房，那些潜在入侵你身体健康的癌因子就会在你的厨房中无处藏身。

在很多人看来，肺癌似乎是男性的专利，然而近年由于吸烟、空气污染、厨房油烟以及饮食不当等原因，肺癌已经取代乳腺癌一跃成为女性因癌症死亡的最主要的原因。

据有关专家介绍，最近几年的临床发现，肺癌发病年轻化、女性化趋势较为明显，在病区经常能发现 20~40 岁的女性肺癌患者。

为了有效遏止女性肺癌上升的趋势，对家庭主妇劝诫如下，希望身为女人的你能牢记在心底：

（一）远离烟的毒害

关于高温油烟的危害，前已述及，不作展开。

吸烟有害健康，无论男人还是女人，莫不如此。所以，你一定要在意识深处牢牢地树立吸烟更有害的观念，以此来引起自己的警觉。如果你早先就有吸烟的嗜好，从现在开始你务必要戒烟，同时要多喝茶，还应多进食富含维生素的新鲜蔬菜水果，多多益善。每天服用维生素 C 片剂，也不是坏主意。

此外，你还要避免被动吸烟，也就是不要吸入"二手烟"。据医学专家透露，被动吸烟者患肺癌的危险要比正常人高六倍。因此，预防肺癌除了自身不抽烟之外，你还应远离被动吸烟的毒害，这里也包括油烟。

（二）建立良好的饮食习惯

良好的饮食习惯对于预防肺癌极其重要，所以在日常生活就要建立良好的饮食习惯。尽量少吃油炸煎炒食品，少吃高糖、油腻、辛辣刺激的食物，多吃新鲜蔬菜、水果等，这些可以帮助你预防肺癌。

在预防肺癌的饮食上，民间一直有人以"吃啥补啥"为根据来选食猪肺或血块，其实这种做法是毫无科学依据，而且在肺癌的预防上也是不成立的。所以，要减少肺癌发生，在饮食上，你还是要遵循上述原则为好。

（三）切莫忽视早期症状

肺癌的早期症主要有：咳嗽、胸痛、呼吸困难、食欲下降和咯血等。应该说肺癌的这几个症状并不具有特异性，这可能就是肺癌早期症状常常被患者所忽视的原因，结果患者一旦发现肺部有问题，到医院一检查便已经是中、晚期。

为了便于早发现、早治理，身为女性你最好还是定期到医院进行相关检查，这样即使不幸发现了小的肺部肿瘤，你也可以尽早治疗做手术，以争取早日康复。

二、创伤性治疗要有度，不能赌

许多晚期肺癌患者求胜心切，往往容易产生一种错误的赌徒心理，把康复的所有希望押注一样，押在了最后一次的创伤性治疗上，忘记了作为慢性病的癌症，即使是晚期，也不变它慢性病的特点。靠一两次创伤性治疗的孤注一掷，结果常常适得其反。某大学的处长蒋女士是我门诊的患者，亦是我的朋友，患肺癌及肺内转移，前后化疗十多次，靶向治疗半年后无效，肺内病灶大小九个。此时，已无法做化放疗和靶向治疗，只能走中医药治疗"华山一条路了"。

好在蒋女士平素管科研，较真、一丝不苟，且对中医药也算有所了解，治疗十分配合。在一年半的时间非常稳定，大小9个病灶只剩下6个，且生活质量很好。我们自然也成了很好的朋友。

后来她听说某医院引进了一套新的微创治疗设备，该医院常常有求于蒋女士，故三番五次求蒋女士试用，且费用全免。

第一次试用后，一个癌症有所控制，不良反应也不太大。蒋女士很高兴，准备再做一次。这时我劝她见好就收，你不可能做六次，打六个。她总想再一试，试了也没什么特别，只是出现了咳嗽。

她还想再赌一次，把一个稍微大点的打掉。这时，我极力反对，她丈夫也明确反对，因为很可能出现进行性的肺纤维化。虽然她自己心知肚明，但还想赌一下。结果，这次打完后，先是出现胸水，之后进行性呼吸困难，中西药物全上了，大剂量激素也用了，但根本没有办法阻断进行性肺纤维化的进展，看着她一天比一天呼吸困难，吸氧气再加呼吸机都上了，最后还是死于呼吸衰竭。

再补一次全身化疗，往往成为压死骆驼的最后一根稻草，这样的案例比比皆是。鉴于此，我建议在进行创伤性治疗时，你一定要讲究个"度"。须知，所有治疗都只是手段，目的是保命，在这种时候，你更需要理性、沉着，而赌最后一次的赌徒心理，带给你的往往不是胜利，而是恶果。

三、最重要的是康复心态

女性癌症患者在患病和康复期中是一个特殊的社会群体，

但她们不应永远是一个特殊群体。回归社会，尽可能和健康人一样地生活和工作，是广大女性癌症康复者的最终目标。

20世纪90年代初，一位著名作家在一篇报告文学中使用了一个新名词——"抗癌明星"，从此这个新名词便开始在社会上广泛流传。有人对这些明星作过调查，发现虽然每个明星所患癌症的种类、治疗方法不同，但他们都有一个共同之处，那就是都具有良好的心态。

癌症患者最首要的任务是树立与疾病做斗争的信心，新的医学模式尤其强调患者的主动参与。在癌症患者康复治疗中，良好的心态、科学的治疗、合理的膳食、适当的锻炼都很重要，而良好的心态应该排在第一位。

对于天生就容易多愁善感的女性朋友来说，在患病期间你应该怎样保持良好的心态呢？首先，你要积极接受必要的心理治疗，尽早寻求心理医生的帮助。其次，你要学会积极面对疾病，面对现实，充分挖掘自身潜力，做好自我心理调节。有意识地调整自己个性中的一些不良偏向，如性格过于内向等。经常进行自我心理减压与合理宣泄，包括向朋友和家人倾诉不快，还可做一些放松训练（如做深呼吸）。第三，你要尽可能地多参加以科学抗癌为宗旨的康复乐园之类康复组织的集体活动，这是一种行之有效的集体心理康复治疗模式。第四，患病后，你应尽快转移大脑的兴奋点，切忌封闭自己，比如培养某种新的兴趣或爱好等。

事实上，癌症患者回归社会，做一些力所能及的工作并参与一些社会活动，不仅有利于身体康复，同时也有利于心理康复。上海市一个癌症康复小组曾发起参与社会公益劳动的倡议，他们率先将康复与奉献有机地联系起来，开展卫生公益活动。癌症患者这一特殊社会群体所做的特殊贡献，在社会上产生了良好的反响，也从一个侧面体现了癌症患者回归社会的价值。

对工作问题，作为不幸的癌症患者，你应当本着"条件允许，适度而为"的原则，拿不准时可咨询主管医生的意见。因为适度工作可以成为一副良方，但如果处理不当，也会带给你相反的结果。

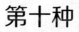

第十种
癌症最爱自愿不育的丁克女

病例回放：许多职业女性选择不要孩子，却不知这是发生卵巢癌的一大原因。

病理解说：女性有一次完整的孕育过程，便能极大地增强防御卵巢癌、乳腺癌等妇科癌症的免疫力。

何裕民如是说：在女性生育的过程中，卵巢能得到暂时的休息，大大地减少了女性排卵对卵巢造成的伤害，从而降低了发患癌变的可能。

防癌抗癌新主张：1.口服避孕药对卵巢癌有预防作用；2.治疗卵巢癌的另一种思路；3.确诊后应及时考虑中医治疗。

病例回放

据一项调查显示，在北京、上海、广州、深圳、成都等大城市十五至五十九岁的女性中，有不少女性认同结婚不生小孩的主张。而在中青年职业女性中，主张结婚不生小孩的更多。为什么呢？仔细观察和分析一下就会发现，许多职业女性不敢生孩子最重要的原因，恐怕还是与工作繁忙，没有时间照顾孩子有关。在她们看来，与其让孩子生无所养，还不如不生孩子。当然，有的女性不愿意生孩子还与怕孕育、分娩过程有可能导致自己的体形改变，或者怕婚变等因素有关。

然而，很多妇科专家已经发现，不生孩子的妇女易发生激素依赖性疾病，如子宫肌瘤、子宫内膜异位症。同时，不生孩子的妇女患乳腺癌、卵巢良性肿瘤及卵巢癌等的概率也明显地比生过孩子的妇女高出不少。

古人云："不孝有三，无后为大。"且不说古人的这种观点正确与否，单就生育这个支持人类千万年文明繁衍的自然行为而言，在今天俨然出现了新的问题。例子很多，在我医治的卵巢癌患者中有位姓孟的女士就是这样的职业女性。她在上海结婚十多年，就是不愿要孩子，无论父母怎样催她，她都不改初衷。

孟女士告诉我，她在外资企业上班，工作忙、压力大，根本没有时间考虑孩子问题。再说，一旦生了孩子，随着孩子慢慢长大，要操心的事就更多了，要是自己的一辈子就在为孩子操心中度过，实在太不值得了。她仍坚决地说起自己当初不要孩子，宁愿当"丁克族"的冠冕堂皇的理由。

19 世纪中期，国外有一个很典型的研究案例，修道院的女性比一般家庭主妇更容易患上乳腺癌，但她们的宫颈癌发病率则大大低于家庭主妇。国外修女，类似于中国不受宠幸的宫女。修女和宫女，以及单身女性、离婚者，包括没有生育的妇女，更容易生乳腺癌，这是已被研究肯定了的。

对于修女，中国人少有印象，宫女则在历史中记载不少。她们的生活并不光鲜，就像出身世族的唐朝著名诗人韦应物的《送宫人入道》诗中所言，宫女都是"舍宠求仙畏色衰，辞天素面立天墀，……从来宫女皆相妒，说着瑶台总泪垂。"所有宫女年轻时都颇有姿色，自负不低，却天天在相互嫉妒倾轧中度日，年岁稍长，又时时担心姿色日衰而失宠，且多数时间独守空房，她们除了内心时时煎熬外，只能是默默忍受，到了中年能做的就是遁入空门，凄惨孤独，他人不知。因此，患上恶性疾病的，不在少数。《名医类案》《续名医类案》中记载的宫女或出宫后的女子患病的很多，不少就是类似于乳腺癌、卵巢癌的表现。

病 理 解 说

多项医学证据已经表明，妇女不生育，其卵巢癌的发病率明显高于有生育史的妇女，女性要是有一次完整的孕育过程，便能极大地增强防范卵巢癌、乳腺癌等妇科癌症的免疫力。世界万物存在必有其功效，乳房就是用来哺乳的，如果不生育、不哺乳就等于违背了自然生理，所以没有哺乳史的女性，乳腺癌的发生率就高，卵巢也一样。所以生育几个孩子的母亲反倒很少有卵巢癌发生就是这个道理。

鉴于"丁克家庭"给女性健康埋下的隐患因素，在此，特别提醒一下已经或正在考虑做"丁克族"的你，一定要做定期体检，特别是对那些始终没"派上用场"的器官，防患于未然，对自己的身体健康做到心中有数。

长期与孤独为伴，是女性易于被癌症盯上的又一重要因素。

有社会学和心理学研究表明，相对于男性，女性更缺乏安全感，女性更喜欢结伴。我们经常可以看到成群结队的女性，关系不一定很和谐，却会经常一起去商场、逛街之类，更喜欢在一起聊天。从内心她们更惧怕孤独，女性能独自沉浸下来的不多，这是女性的心理特点和个性特征使然。

　　临床观察发现，长期孤独的女性，容易抑郁，也许孤独导致抑郁，也可能抑郁导致孤独，心理和社会之间的因果关系很难厘清。与孤独为伴的同时，也往往容易被癌症盯上，包括肺癌、卵巢癌、乳腺癌、胃癌等。容易理解的是，缺乏安全感是社会学的表达。其实，在孤独的同时，她内心往往容易忧郁、伤感，并伴有某种恐惧，然后，只能用孤芳自赏来打发时间，孤芳自赏又加剧了内心的恐惧。

　　临床上，对于部分中年妇女患了乳腺癌，我常常会侧面询问她的婚姻情况，特别是那些多次复发，没有男伴陪伴就诊，常是必问的问题。原因就在于了解心理状态，一定程度可以帮助分析其危险因素，有助于有的放矢地进行防范。

何裕民如是说

"丁克"是英文 DINK (Double Income No Kids 首字母组合) 的音译，意思是双方都有收入却不要孩子。现在，西方通常用 child-free 这个词汇，意思是主动放弃生育，而不是因为生理原因无法生育。

可是，当笔者问前面提到的孟女士，有没有想过自己不要孩子很可能是她得卵巢癌等的一大原因时，孟茜赶紧摇头说，从来也没想过。

事实上，不仅孟女士没想过，可能很多甘愿做"丁克族"的职场女性都没有想过这个问题。然而，多项医学证据已经表明，妇女不生育，其卵巢癌的发病率明显高于有生育史的妇女，女性有一次完整的孕育过程，便能极大地增强防范卵巢癌、乳腺癌等妇科癌症的免疫力。

现实生活中的无数事例也已经证明，卵巢癌已经成为当今妇科癌症死亡率最高的癌症。这让很多女性震惊不已，无论如何她们也想不到，如此小若橄榄、隐藏不露的卵巢，在癌变之后竟然成了她们花样生命的无形"杀手"。

卵巢癌不仅杀女性生命于无形，而且它还可发生于女性任何年龄，这实在太可怕了。但任何事情都存在因果关系，这个让女性谈之色变的卵巢癌也不例外。实际上，卵巢癌的产生也不可能是无缘无故的，它的诱发因素主要包括：女性终身未孕，多次流产，卵巢良性肿瘤等等。其中，终身不孕的丁克族就属于卵巢癌的高危人群。

事实上，女性每一次排卵都会对卵巢造成不同程度的损伤，身体会产生新的细胞来修复受损部位，而新细胞在产生过程中很可能发生变异，出现癌变。而妊娠期间，卵巢通常会停止排卵，产后哺乳期间，卵巢也会在很长一段时间内不排卵。很显然，在女性生育的过程中，卵巢能得到暂时的休息。这样一来，就大大地减少了女性排卵对卵巢造成的伤害，从而降低了发患癌变的可能。

鉴于"丁克家庭"给女性健康埋下的隐患因素，在此，笔者要特别提醒一下已经或正在考虑做"丁克族"的你，一定要做定期体检，对自己的身体健康做到心中有数。

防癌抗癌新主张

一、口服避孕药对卵巢癌的预防作用

有不少女性曾问我这样一个问题："何教授，听说口服避孕药对卵巢癌有预防作用，您看这是不是真的？"每当听到这样的问题，面对那些疑惑的眼神时，我都会狠狠地点点头，并不忘嘱咐女性朋友要正确而科学地服用。

众所周知，口服避孕药自上市半个世纪以来，全球已有一亿多使用者，而在这半个世纪之中，既有批评之声又有褒奖之言。"批评"源自于对其可能致癌的恐惧，"褒奖"则与其可能降低某些妇科癌症的发病率有关。这看似矛盾的，其实是各有道理的，因为癌症是一类复杂的疾病，影响因素众多，不同的癌种又不尽相同。长期以来，科学界对于服用避孕药是否会增加患癌症的风险，迄今尚未得到明确的答案。但是根据国际癌症研究机构最近的研究结果，内含雌激素和黄体酮的避孕药能使患卵巢癌和子宫内膜癌的风险性降低，但患子宫颈癌、乳腺癌和肝癌的风险性却有所提高。而且，长期接触避孕药者（如生产与流通环节），有可能增加罹患某些癌症的风险性。

"褒奖"避孕药的缘由之一便是口服避孕药对卵巢癌的

预防作用是比较明确的。据澳大利亚 Queensland 医学研究所的 Victor Siskind 博士指出，口服避孕药会使患卵巢癌的危险下降 7%，这种疗效在初次怀孕前更加明显。

然而，口服避孕药对卵巢癌的预防作用能不能长期存在呢？在停药之后又能持续多久呢？

据科学家们研究发现，避孕药对卵巢癌的预防作用至少可以在妇女停药之后持续二十年时间。而且，女性服用避孕药的时间越长，患卵巢癌的风险就越低。同时，科学家们还表示，服用避孕药五到十年的女性，可以在其停药后给予她最好的保护。

应该说，与那些从未吃过口服避孕药的女性相比，服用避孕药的女性即使在停药 20 年后其患卵巢癌的可能性也减少了差不多一半。

由此可以看出，口服避孕药对卵巢癌的预防作用还是显而易见的，并且其预防作用几乎适用于全部组织学类型的卵巢癌，但仅有一种情况除外，那就是卵巢黏液性肿瘤的发病率好像不怎么受口服避孕药的影响。

总而言之，口服避孕药可抵御卵巢癌，而且很少有一种药物能像口服避孕药这样在短期暴露之后产生如此有效而持久的保护作用，因而笔者很乐意将该结果向你推广，但愿你必要时能够果断地口服避孕药，这不仅会让你实现成功避孕的目的，而且还会让你摆脱卵巢癌的入侵可能。

但口服避孕药对其他癌症的影响，目前仍旧没有明确的结论，特别是关于子宫颈癌、乳腺癌和肝癌的风险性，人们的意见不一，争论颇大。根据我们的看法，增加这些癌症风险性的依据充足些，因此，如果你不幸属于子宫颈癌、乳腺癌和肝癌高危倾向者，建议你仍以谨慎为妙。

二、治疗卵巢癌的另一种思路

顾女士是一位卵巢癌患者。来找我时，她已先后化疗了二十三次，面色憔悴、灰黄，并无奈地哭丧着脸说，生病三年来，几乎没离开过医院，手术后无休止的化疗，稍有停顿，CA — 125 就直线上蹿，现在腹腔内还有淋巴结肿大，化疗不做不行，不做指标上去，淋巴转移见长，但做了也不行，不仅人受不了，而且，已出现严重的骨髓抑制，白细胞很低，原先还能靠升白针刺激，勉强升上去，现已无法达到 3000 了。话未说完，便唏嘘不已。

她的先生则在一旁不断地乞求我们救救她，我完全了解这对夫妻此时的心情和处境。这类情况我见得多了，不仅卵巢癌患者，部分恶性肿瘤患者和转移复发后的乳腺癌患者也常常见到这类窘迫的情境。

怎么办？其实，还远未陷入"山穷水尽"之境地。根据笔者多年的经验，还有走出困境的办法，关键是首先要转换一种思路。以前，对于这类迁延日久，不断纠缠，且对化疗药产生了严重耐药性的棘手的卵巢癌患者，人们总寄希望于下一个化疗能创造"奇迹",把所有的赌注压在了一波又一波明知无效或即使有效也不过暂时指标回缩等表面效果的化疗上。我曾遇一卵巢癌患者,七年间做了六十四次化疗,最终难逃厄运。

本市某医院的主任医师徐某,九年前找我看时,与顾女士属于一类情况,化疗多次,无效。当时,我大胆主张停用化疗,以中医药"零毒化疗"为主,结合内分泌治疗。内分泌治疗一两年后,因不良反应过大,单以中药零毒抑瘤为主,一晃十多年了,不仅指标全部正常,而且原本 2cm 大的淋巴结转移,五六年即缩小到 0.8cm,现已趋于钙化,并且原有的严重失眠、便秘等也都得到了改善。对此,她总结认为,我给她的就是"大中医,小化疗"治疗方案。当时,我极力主张她用三至五个月中医治疗,如果效果欠理想,还可补用几次小化疗,故有此说法。对此,我也表示认可。

顾女士听罢介绍,破涕为笑,接受我的主张,也改了改思路,愿以中医药为主,现已三年多过去了,血象已完全正常,CA — 125 也已在 10 个单位(正常)以下,唯腹腔内淋巴结肿大,还须假以时日。

顾女士的治疗事例,是不是也给你带来什么启示了呢?其实,根据笔者的经验,如果你在治疗卵巢癌的过程中,先前以化疗治疗为主而疗效欠佳的话,你完全可以换一种思路,改成以中药零毒抑瘤为主,也许曲径尽处,柳暗花明。至少,中医药的积极合理调整,对你的后继治疗也可起到协同增效之功,问题仅在于你愿不愿意换个思路，以及怎样选择对路的中医药治疗而已。

三、确诊后应及时考虑中医治疗

有一位做事一丝不苟的王女士得了鼻咽癌，一直在一家大医院接受放射治疗。后来，医生告诉她肿瘤已得到基本控制，可以回家休息，定期来医院复查即可。

可是，离开医院的王女士一点也高兴不起来。因为肿瘤虽然被控制了，但她的双颊发黑，口干舌燥，口腔溃疡，最痛苦的是张嘴受限，上下牙之间只能伸进一个手指尖。这些症状从放疗开始后便逐渐加重，她曾向主治医生诉说她的痛苦，但医生说没关系，这是放疗的反应，放疗患者都是这样。现在放疗结束了，这些并发症也加重了，连吃饭、喝水都困难了。

后来，在别人的推荐下，王女士找到了我。我了解了具体情况后，便告诉她，这些都是放疗的并发症，要是能在放疗的同时，用一些中药，治疗起来就比较容易，症状也可以得到完全控制，不会发展到现在这么严重。

随后，给她开一些中药试试。经过较长时间治疗，王女士现在已经症状大大地改善。

中医治病在我国源远流长，也有着深厚的民族基础，更由于它在癌症治疗中有相当的疗效，在许多方面可以弥补西医之不足。因此，在临床上应用十分普遍，它可以明显改善患者的生存质量、临床症状以及在很大程度上能使肿瘤缩小甚至消失。

中医药对放化疗有减毒增效作用，使用中药防治放、化疗毒副反应是中医治疗肿瘤的一大特色，不但能顺利完成疗程，还有明显减毒增效作用，延长肿瘤患者的生存期。

作为综合治疗的一部分，中药与手术治疗、放疗、化疗等同时应用，其目的是减轻放疗、化疗的不良反应，使患者能较顺利地完成疗程，在手术治疗、放疗、化疗之后的中药应用，目的是提高远期疗效。

对不适合手术治疗、放疗、化疗的癌症患者，中药作为主要的治疗方法，其目的是尽可能控制癌症，同时改善症状和提高生存质量。对某些中晚期癌症患者，使用中药的主要目的是减轻症状，在一定程度上改善生存质量。中药还可以与免疫治疗相结合，中药本身具有提高免疫力功能的效果，它与免疫抑制剂联合应用，可以明显提高疗效。

在癌症的治疗过程中，科学合理的中医药可以而且应该贯穿始终，没有明显的不良反应。但身为患者，你绝对不能单纯依靠中药治疗，对能手术切除，以及放化疗有明显效果的肿瘤应在以上治疗的基础上配合使用中药，采取综合治疗手段，以获尽早痊愈，才是万全之策。

中医学对饮食一向都很重视。记得《黄帝内经》中曾有"膏粱厚味，足生大丁"的说法，意思是说饮食不节（饮食行为及习惯不健康）和饮食物失常是诱发癌症的因素之一。笔者在《癌症只是慢性病》中曾提出了对抗癌症的"六"字要诀，那就是粗、淡、杂、少、烂、素。在饮食中，但愿你能很好地遵循。

你可能会说，这"六"字要诀太过于笼统，很难把握住主旨。那好，下面我就将这个要诀稍稍拓展开来，以便你更好地遵循和掌握。

所谓"粗"，指的是粗粮、杂粮、粗纤维类食物；"淡"，指少食高脂肪、动物蛋白类食品，以天然清淡果蔬为宜，适当控制盐的摄入量（每人每日摄入量不超过五克）；"杂"，是指食谱宜杂、广，只要没有明确的致癌性或不利于某种癌症的防范与康复，均可食用；"少"，指对食物摄入的总量及糖、蛋白质、脂肪的摄入量均应有所节制，消化功能差的癌症患者可每餐少食，适当加餐；"烂"，是除新鲜水果、蔬菜外，其他食物均应煮烂、煮熟，特别是老年癌症患者和放化疗治疗中及治疗后的患者，尤其要煮烂，以利消化；"素"，多指新鲜蔬菜和水果，这些食物富含各种维生素等，对癌症的防范和康复益处多多。

不过，这里笔者要强调的是，身为患者你的膳食结构应根据不同的肿瘤有所不同，例如乳腺癌等妇科肿瘤常常是雌激素依赖性的，有可能升高雌激素水平的食物少食，诸如牛奶、蜂乳（王浆）、蛤蟆油等都不食为宜。

笔者还强调，在饮食时你应该少吃高糖、高脂和高蛋白的食物，减少不必要的应酬，少喝酒，通过控制饮食、合理饮食，你便可以将癌症发病率减少 30% ~ 40%。

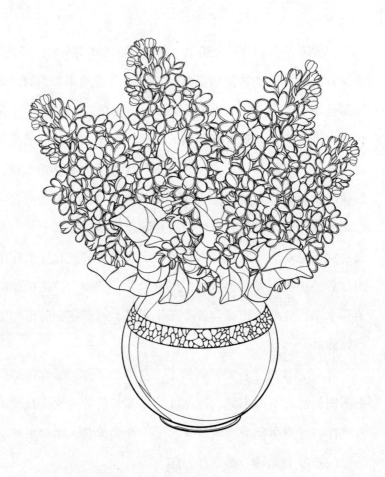

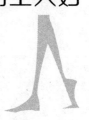

第十一种
癌症最爱深居简出的主人妇

病例回放：做不完的家务使她们逃脱不了性情"内囿"的特点，促使主妇们积劳成郁。

病理解说：这些明显带有否定性的杂务，并无积极的精神回馈，发展到焦虑不安，甚至歇斯底里的严重心理病态。

何裕民如是说：在准备做全职家庭主妇前，你应该先仔细评估一下自己的性格特征，看看自己是不是真的适合做家庭主妇。

防癌抗癌新主张：1. 走出阴影，就有阳光；2. 活好每一天，奇迹在身边；3. 对抗癌症的"六字要诀"。

病例回放

历史上，劳郁成疾好像就是中国主妇型的"好女人"的宿命。

我曾细读清朝名医叶桂的医案，发现他所诊疗的家庭主妇中，很多疾病就是责之于操持太过，积劳积郁。我们在诊治中也发现中老年家庭主妇因操持劳累，积劳积郁致癌症者不少，而且，往往为家务琐事所劳累及折磨。这种状态就是俗语常称的"劳碌病"。

这显然源于男女社会角色之异，以及社会观念和社会价值取向的不同。

女子"主内"是自古至今的定见，因此，操持家务成了已婚妇女的责任。婚姻之于男女，一直有着不同的意义，男人在社会上是一个独立而完整的个体，被认为是个生产者，男人的生存因他为团体工作而名正言顺。而已婚女子，即使是个职业女性，也逃脱不了被社会认定首先是个生殖工具，其次是理家帮手。

家务虽没有体力劳动那般繁重，却无休无止，除了滋生郁闷外，并无积极的"精神回馈"。诸如擦洗炉灶、洗涤衣服、抹掸桌椅等，并不能使妇女从中获得满足，且无法因此改变家境，即便无休无止地忙着，也不可能战胜污垢和杂乱。打扫干净了，不多时，干净的又脏了，反复再三，使主妇们在这种几乎原地踏步而无休止的劳作中心力交瘁。做不完的家务使她们逃脱不了情性"内囿"的特点，也不能体现出自己独特的个性和自我价值，这些明显带有"否定"性的杂务，促使主妇们在劳累的同时，郁闷难释，极易积劳积郁。

临床观察表明，特别是那些一心想成为好妻子、好母亲、好女人的主妇们，更容易出现这类情况。她们始终围着无穷无尽的家庭琐碎事茫然地忙碌着，忘却了自己的存在，甚至忘却了自己其他方面的生存价值，只是一味地对周遭的东西无休止地埋怨着，因为这些东西在不断地制造着垃圾，破坏环境的干净整洁。

更严重者，有些主妇因无休止、无积极回报的家务而被逼虐得濒于歇斯底里的边缘，发展到焦虑不安、厌世厌生的严重心理病态，也可演进为身体虚损等。叶桂认为患虚损的妇女许多就是因为操持家务，郁劳日久发展而成的。

有一位江苏靖江农村的女患者，五十刚刚出头，由老公与孩子陪来求助，她虽然年纪不算很大，癌龄却已经不短，四十多岁时患了乳腺癌，折腾了几年，刚刚稳定下来，去年因为咳嗽、胸痛，一查患了肺癌，而且是原发的。我好奇于她的癌症发病史，原来她初中毕业，婚后一直是家庭主妇，老公比较能干，二十多年前家里办了一个小的加工企业，很快发展起来。她一人在

家，操持家务，洗洗涮涮，无事自寻烦恼。初期家境不良，她
忙里忙外的同时，天天担心柴米油盐，有了钱，多数时间一人
在家，又开始担心老公会不会在外面有小三，时时不放心。这
种情况保持了几年，先是被乳腺癌缠上，全家齐动员，帮助她
渡过了难关。她又开始担心自己因乳腺切了，老公会不会嫌弃，
天天缠着老公，又牵挂儿子会不会学坏，能不能接班，时时叮
咛儿子，始终在烦恼之中度日如年，就这样，她又被肺癌缠上了。
在求治过程中，她依旧忐忑不安，怀疑家里没人，会不会出事。
很显然，家庭主妇"职业"的长期折磨，已经使她成了一位典
型的焦虑症患者，且近乎癔症状态了。这些，不能说与她先后
两次被癌症缠上没有瓜葛。

对于她，诊疗时除了针对性的中西医措施外，我还建议她
配合抗焦虑治疗，同时，接受心理疏导，因为心因在她的发病
过程中起到的作用不可小觑。

病 理 解 说

当今社会，由于女性在工作上的压力日益增加，不少职业女性会憧憬着做一名常年"窝"在家里的全职家庭主妇。然而，能够真正实现这个想法的，大多家里都有着丰厚的收入，不用担心收入的问题。很显然，在我国现阶段很多家庭还做不到这一点。

实际上，我国的全职家庭主妇多数都是处于被动的选择，真正主动选择不就业的家庭主妇所占比例是很小的。大体上来说，我国的家庭主妇，要么是因为需要照顾年幼的孩子，不得不放弃工作；要么是因为丈夫在外打拼事业，需要自己在家照顾家庭；要么是因为暂时失业回家，家里条件还不错，不必急于找工作而成了家庭主妇。

对于已经回家的主妇而言，无论将来她们继续做家庭主妇，还是回到社会上重新工作，她们都不可避免地面临心态和生活模式的转型问题。客观地说，如果这些家庭主妇不能很好地完成从职业女性到全职家庭主妇的转型，她们的内心就很可能会出现问题。更严重的是，她们还很有可能成为各种妇科癌症入侵的对象。

所以，作为女人，你千万不要轻易放弃自己的工作，而选择回家专心做什么全职家庭主妇，如果实在是迫不得已放弃工作，回家相夫教子，你也一定要记住，绝对不要离开自己的交际圈，因为良好的人际交往是你心理健康的保护伞，不要失去"自我"，要拥有自己的生活。

2012年底的某天，我在某地会诊，有个老患者，是家庭主妇，全身患有多种毛病，如高血压、糖尿病等，六年前又被乳腺癌盯上了，癌症手术做完后，因为身体情况实在太差。所以，没有办法化放疗，用中药调整，情况很快稳定，一直维持到当下。

她是我2007年的患者，这次来复诊，其他方面都很好，查体也大都正常，就是有点舌尖红，容易出汗等。已经是快八十岁的人了，见了我就开始唉声叹气。我问她："你所有的检查都很好，自我感觉也可以，为什么还要叹气呢？"她说："我心里很不舒服，全身也不舒服。"我又问："为什么？"她支支吾吾了半天，说她为孙子的婚姻事情担忧，天天茶饭不香，旁边的子女们都不敢作声。我当时心里就明白了一大半，这样的女性，虽然已是祖母了，快要有第四代了，但是在家里一直都是个女强人。正因为是女强人，家里大大小小事情都要她操劳，子女们插不上话，也正因为这种性格，表现出她典型的A型性格行为，导致了冠心病、高血压，落下了一身的病，现在精力好一点了，又开始管了。

我开始开导她了，半开玩笑半认真地说："你这个家庭一把手，什么时候退啊？"她说："我不管不行啊！我不管他们就不管。就算管了，他们也管不好。"我开玩笑地说："胡锦涛总书记都'裸退'了，大家都赞扬他的高风亮节。你已经快八十多了，还管这管那，还不应该退吗？你这么多病，也算高龄，还管得了这些事情吗？地球没你就真的不转了？"她说："我真为了我的孙子在担心啊，快三十岁了，就是不结婚。"我又说："你的世界和你孙子的世界是一样的吗？他有他的世界，你管得了这些吗？"她说："我天天管啊，我天天说，他们又不管，但我管了也没有用。"她朝旁边的子女们看了看。子女都一声不吭，看得出来都很怕她，也很孝顺她。

我说："和你说明白了，要学会退让，该退则要退，而且要'裸退'。我今天告诉你，你一生落下这么多毛病，从心身医学角度来看，很大程度上就是因为你管得太多，操控欲太强，也可以说你劳碌命一辈子，也可以说你抓住权力不放。你不妨试试看，调整一下，你会活得好，大家也会活得好。"这时候有个大胆点的女儿就说了："妈，教授说得对，你管得太多了。"我说："向胡锦涛总书记学习，彻底退下来，让下面的新的总书记可以放手地干，你抓着权力，子女们不敢，第三代你还要管，管得了吗？"老太太支支吾吾地说："这次我肯定听你了，我什么都不管了，看到大家高高兴兴就可以了。"

我最后送她三句话：糊涂点，放慢点，少管点，一定会更快乐，更健康，更长寿，而且，大家也都能幸福点。她欣然点头称好。

鉴于此，我奉劝很多主妇型的女性癌症患者，特别是大多有着家庭"一把手"的特点——抓住权力不肯放，管得太多，一管就管出问题来的家庭主妇们，不妨学学我们的总书记，做到"裸退"，自己去享受生活，去享受新的天地，也许，对你对家人都是一种超脱、快乐和幸福。

还需要提出的是，女性癌症患者中，包括家庭主妇，有80%属于那些急躁易怒，动不动就发火的人。对于家庭主妇来说，也许与其社会接触面相对较窄，疏通发泄渠道较少有关。无论何种理由，学会自我控制情绪是必要的。

何裕民如是说

你应该听说过职业抑郁（或者职业倦怠）吧，讲的是在职场上打拼的人更容易患抑郁症。话虽如此，可是对于如今"窝"在家中深居简出的你来说，应该知道这样一个现实，家庭主妇似乎比职业女性更容易患抑郁症。少了职场上的压力，却又多了其他的烦恼，这可能是你始料未及的事情。然而，这样的事例在当今社会还真不少。

我的患者中有位得乳腺癌的江女士。她原本在一家公司上班，后来因孩子要上小学一年级，为了照顾孩子学习，她便辞职在家做起了全职家庭主妇。

每天忙完家务后，她就上网或者睡觉，可是这种消磨时间的方式，让她渐渐地觉得生活实在没什么意思。而且，只要孩子和丈夫不在家，她就会出现莫名的紧张和不知所措。

后来，她发现自己总是不自觉地自言自语起来，而且还常常伴有幻听幻觉现象，于是便去上海某医院进行检查。医生先是告诉她，由于缺乏跟外界及时沟通，心理负担加重而致使她患上了抑郁症。

然而，接下来的消息更是让她吓得要死，因为医生同时又告诉她左侧乳房发现了肿瘤，而且是恶性的。江女士得知情况后一直哭个不停，后经家人的劝诫，她才辗转找到了笔者，并接受笔者的进一步治疗。

其实，像江女士这种情况的患者，在当今社会绝对不在少数。因为，长期地待在家中，重复着单调的家务劳动，使她们的个人价值体系正慢慢缺失。她们的社会交际变窄，与人沟通变少，很难再得到多支点的社会评价，更无法从中感知自己的变化和成长，以至于变得敏感而缺乏自信。此外，由于长期待在家中不再工作，也会使她们安于现状，不思进取，尽管她们拥有大把的时间，却难以积极发展兴趣、爱好和一技之长。这些因素让全职家庭主妇变得极为"脆弱"，不善于应对逆境，更容易陷入心理困境，患上抑郁症。

据临床发现，抑郁症与癌症有着极为密切的联系，并常常同时发生。根据世界卫生组织公布的相关数据，癌症患者的抑郁症发病率介于20% ~ 45%之间，大大高于普通人群6.1% ~ 9.5%的发病率，而乳腺癌患者的抑郁倾向表现得最为明显。

鉴于此，建议在准备做全职家庭主妇前，应该先仔细评估一下自己的性格特征，看看自己是不是真的适合做家庭主妇。如果你已经做了全职家庭主妇，内心也不要惊慌，你可以尝试着去经营自己的一技之长，千万不要埋没自己的才华，同时，你应该扩大交友面，去拥有比较稳固的朋友圈子，为自己提供各种信息和心理支持。另外，你还可以经常做运动或外出旅游，通过这种方式来改变单一的生活节奏。当然了，告别全职家庭主妇的身份，重新工作也是你重新找回自我的一帖良药。

防癌抗癌新方法

一、走出阴影，就有阳光

生活在现实社会中，你免不了会遇到抑郁失意之事，问题则在于你怎么看待它。你把它看得太重了，它就有可能压垮你，让你始终处在抑郁、消沉、失望、无奈之中，甚至最后走向乳腺癌的深渊。你如果调整过来，只看作是上帝又一次和你玩游戏，考验考验你的毅力和坚韧性，那么，跨过一步也许就是柳暗花明。

我有一个患者，印象非常深刻，她的命运颇能说明问题。2002 年夏天，我接待了一位患乳腺癌的中年家庭妇女，找了我几次，欲言又止，满脸愁容和疲惫，最后两次都拉着的我一位女博士生，关进门内，密谈许久。作为医生我很注意察言观色，我发现每次从密室出来她都刚刚哭过，很显然她有深深的难言之隐，但她一直不愿与我直面聊谈。

有一天，临近傍晚，她又来了。待其他患者都走后，她惶恐地约我到旁边小间（密室）里单独谈谈。原来她的右侧乳房长了一个恶性肿瘤，局部做了切除术，但又发现了转移。医生告诉她想彻底控制已没有可能，有条件的可以做几次化疗，但意义不很大。

　　说到这里，她呜咽了。她说她真的想死，因为生不如死，但女儿还小，刚念高中，家中没人照顾。我顺口问一句"女儿的父亲呢？"没想到她停顿了半天，吐出两个字"畜生"。

　　我明白了大半，停顿半晌后，她低下头告诉我："我的病全是他给惹上的，他在外面乱搞，这些年既不管家，回家还要折磨我们母女，我完全是为着女儿才想活下去的。不然我也不会想到找你们了，是居委会的阿姨一直在劝我，为了女儿一定要挺下去。"

　　可以想象，这是一个非常不幸的女子，屋漏又逢连绵雨。这患者情绪坏透了，整夜失眠，严重抑郁、焦虑，还有一系列的虚弱症状。前几次她之所以没直接求助于我，一是对自己没了希望，二是对我们还缺乏认识和信心。

　　很显然，这位患者太绝望了，家庭遭遇与罹患恶疾互相纠缠形成难以解开的恶性循环圈。她的治疗，若只顾一头，绝无良效，而且任何一头都是顽疾，不太好纠治。对此，我们采取了多管齐下之法。一方面，有意识安排她与几位同样患者接触，以成功的案例为示范，告诉她只要努力，还有生存下去的很大希望。其次，我们注意到每当谈到女儿时她的情绪就好多了，在重点中学上高中的女儿是她的寄托和骄傲，为此，我暗示我的女助手们和她多谈她的女儿，激发她内心生存下去的积极的动力。再次，我极力主张她接受三个月的心理治疗，借助抗抑郁剂，以改善睡眠和情绪。最重要的就是积极的中医零毒抑瘤治疗，可以在睡眠改善后接受几次化疗。

不久，她的整体情况就有了很大的改观。她有一次亲口说："以前从来也没有体会到生活会这么舒服，现在吃得下，睡得着，体力也很好。母女俩的生活（夫妻后离异了）有干不完的事，用不完的劲，好像每天都很开心。""过去的事我再也不想了，现在天天想着怎么把每天的生活安排得满满当当、舒舒服服的。"

这件事应该能给你带来一定的启发吧。生活在天地间，你知道了该怎么对待挫折吗？怎么对待不公吗？怎么对待抑郁吗？怎么对待疾患而不沦陷在里面吗？请记住，面对这些，怨天尤人只会让你越陷越深，最终不能自拔，也许换一个思路，走出阴影，你就会有艳阳天，就会有明天。

茫茫人生路，挫折和危机在所难免，惊恐和悲伤都是弱者的表现。如果你不幸患了癌症，那你不要流泪，泪水不能洗刷癌魔给生命带来的伤害。如果你是个聪明的女人，你应知道该如何爱护自己，那就是振作起来，自己拯救自己。须知，人的潜在力实在惊人，它可以忍受癌症带来的不幸，也可以战胜这种不幸，只要你立志发挥它，一定能帮助你渡过难关，创造生命的奇迹，重新走进生命的绿洲。

请高昂起你的头吧，因为癌症不相信眼泪。

二、活好每一天，奇迹在身边

有句颇时髦的话叫："活好每一天"，信奉这一信念的人，往往生存质量较好，社会生存能力较强，也更容易享受生活，享受成功。

其实，癌症患者又何尝不是如此？如果能真正信奉这一信念，尽管你不幸得了癌症，你也可以通过这种积极乐观的态度，提高自己的生存状况与康复情况。正所谓空口无凭，下面就举两个相关事例。

栗某是我的老患者、老朋友了，患乳腺癌十多年了，与我相识七年了，前六年没怎么用中医药，从第一刀开完后，做化疗，六年内开了四次刀。

她是个半拉子的文艺爱好者，喜欢唱唱跳跳，但似乎水平都不高，用她自己的话来说，就是"找乐"。她有一句名言："人的寿限是早定了，一到这个世界就是排着队，走向墓地，谁都难以避免。萎靡不振，垂头丧气是一天，开开心心，精精彩彩也是一天，何不快乐每一天，过好每一天呢？"

接受治疗时，她已病得不轻。但她总是面带笑容，好像自己从没带过病似的。最后一次化疗做完，人仅剩三十五公斤了。可一等伤口长好，她又开始有说有笑了。我都被她多次感动。

2004 年底，因体质太差，感冒、发热后未及时控制，终于走完了人生路。死前几个月见到她，她说："我已够本了，54 岁开刀时医生都说我只能活四个月到半年，不会超过一年。现在我已经 67 岁了，我也没什么好遗憾的了。"

我坚信，正是因为她坚定的信念，乐观地活好每一天，且善于借文艺活动来充实自己的生活，不仅让她多活了许多年，而且，活着的每一天都有滋有味，有生存质量。

类似栗某的例子太多了。万某也是一个值得一说的典范。乳腺癌手术后出现转移，当时万某的心可以说是拔凉拔凉的。正好当年她女儿考大学，女儿是她掌上明珠，因此她来我门诊求诊时，只有一个要求：看到女儿的录取通知书！也就是说，要撑三个多月。

女儿高考过后，她已换了一个人，自我感觉很不错，而争气的女儿考上了"一本"。从那以后，她精神状态大变样，逢人就说："有癌算什么？开开心心活好每一天才是最重要的。"

在这近七年的治疗过程中，她每次都乐呵呵地说："阎王还没要我走，我就要每日享受生活，开心过好每一天。"

现在，女儿又考上研究生了，她更乐了。

这就是善于运用外界的喜悦来充实、激励自己的生活，从而过好每一天的典范，因此能奇迹般地越活越好，尽管身上还带着癌。这是很值得你学习的。

三、定期复查，康复患者的必修课

肠癌转移到肝的赵女士见到我很高兴，说肠里肝里的肿块全都拿掉了，化疗结束一两个月了，没有任何不适，对她的话我自然留了个心眼。一看她的情况，我反复叮嘱她，要注意复发的问题，并开了中药。

一段时间过后，赵女士的病情也十分稳定，半年过去了，还是没有动静。赵女士的家人以为她已经全好了，而原本严谨、一丝不苟的她也觉得自己没有什么不适了，于是中药也不吃了，并在丈夫的要求下，开始了跋山涉水，四处游玩，复查的事情更是忘得一干二净。

然而，仅仅过了七个月，赵女士肝部的肿块又发展起来了，而且这一次来势更迅猛，等到察觉已经广泛转移。这时，离她手术完正好两年，离她化疗结束一年半，离她停了中医药差不多九个月。对此，赵女士感到深深的悔恨，可是已经来不及了。

我医治过许多女性患者，像赵女士这样的绝非个例。在她们看来，开刀把肿块拿掉，就算万事大吉了，可事实上并非如此简单。手术对于癌症的治疗和康复只是万里长征的第一步，后期还有很多方面都需要特别注意。比如，定期复查就是很重要的一环。

通常情况下，出院第一年需每三个月复查一次，第二年每四至六个月复查一次，肝癌、卵巢癌等查得密一点，时间间隔短一点；胃癌、乳腺癌等可以查得疏一点，间隔时间长一点，第三年以后可半年到一年复查一次（原则同上）。这样可以较及时发现肿瘤复发、转移的迹象，及时治疗，会取得比较好的效果。

除一般常规体检、化验检查外，作为女性患者，你复查的重点是观察肿瘤标志物变化，并根据肿瘤标志物的变化，决定进一步检查的目标与方向，这样将有助于你及时发现肿瘤复发、转移迹象。

这里面有一个医学俗语需要你特别留意，那就是肿瘤标志物，它主要是指人体内恶性肿瘤细胞分泌物或脱落到体液或组织中物质（抗原），或人体本身对恶性肿瘤反应产生并排到体液和组织中的物质（抗体），通过测定其存在及含量助于疾病诊断、分析病程、指导治疗、监测复发、转移及预后诊断。

从一定程度上说，你的随访复查不应是临时性的"选修课"，而应当是终生的"必修课"。

锦囊一：女人一生的防癌计划全攻略

德国卫生部长德烈埃费舍尔女士曾经说过这样一句话："一个世纪来，体检让德国人多活了二十五年。"这句话，淋漓尽致地说明了体检的益处，定期体检是健康管理的最基础，也是最重要的一步。

今天，在妇科癌症肆意夺去女性生命的同时，世界卫生组织癌症委员会也明确指出，2/3 的癌症可以预防和治愈，但关键是通过体检早期发现。不过，常规体检并不足以捕捉癌症的"蛛丝马迹"。因此制订计划，有针对性地进行防癌检查，非常必要。

临床发现，90% 早期癌症没有症状，而 90% 有症状的癌症患者已发展到中晚期，失去了治愈的最佳时机。在我们收治的癌症患者中，早期病例低于 25%。如果能做到早发现、早治疗，很多癌症其实是可以治愈的，关键就是不能够早期发现癌症。普通健康体检对心、肝、肾功能、血糖、血脂、血压等进行检查，可以掌握身体的一般状况，早期发现常见的慢性病有其重要的功能。但是，普通的健康体检并不能取代防癌体检。

防癌体检是一种针对癌症的专业体检方式，可以经过抽血化验和仪器检查，发现身体各器官常见肿瘤的"蛛丝马迹"，把肿瘤消灭在萌芽阶段。

学做一个聪明女人，首先就要学会保护自己，而定期的体检，就是一张握在你自己手中的护身符。那么，女性体检有哪些重要内容与计划呢？

一、一生防癌体检计划

防癌体检有很多项目，除血、尿、大便三大常规检查外，可以根据自己的特点，有针对性选择检查项目，把肿瘤消灭在"萌芽"状态。

二、二十五岁：防癌计划书

二十五岁以上，已结婚或者有性生活的你，防癌体检的重点是宫颈癌。进行第一次性生活两年后，最好就开始做巴氏涂片进行宫颈癌筛查，并坚持做到每年一次。

选择理由：全球子宫颈癌发病率呈下降趋势。我们的情况却正相反，以前宫颈癌的主要发病年龄在四十岁以上，现在二十多岁的患宫颈癌已经不新鲜。由于宫颈癌是病毒感染造成的，而我们生殖系统出现感染后，自己滥用药物、洗液，过度清洗的习惯越来越普遍，不仅耽误了病情，还破坏了身体固有免疫力和正常菌群，加剧症状。定期做宫颈刮片，及时发现病毒感染，就可以有效预防宫颈癌的发生。

［实施步骤］

（1）常规妇科检查。

（2）妇科超声检查。

（3）TCT 检查。与传统的宫颈刮片巴氏涂片检查相比，TCT 检查明显提高了对宫颈癌细胞的检出率，为 90% 以上，同时还能发现部分癌前病变、微生物感染，如真菌、滴虫、病毒、衣原体等。如果 TCT 检查在正常范围，且没有提示 HPV 感染就可以不继续做检查了。

（4）高危型 HPV 检测。如果 TCT 检测提示有 HPV 感染，还需要追加 HPV 高危型检测或有宫颈癌的高危因素者也应加 HPV 检测。

三十岁以后可依据风险因素检查，如果三次或多次检查结果连续为阴性的受检者，可以减少受检次数，这样便可以很好地预防癌症入侵。

妇科检查前需避免以下几点：

（1）阴道灌洗。因为灌洗会把一些可能透过切片检查才能检验得到的潜在癌细胞冲洗掉，而且会冲去一些可预防感染的益菌。

（2）亲热时没有使用安全套。因为精液会流进抽取的切片样本之中，因而覆盖不正常的细胞。

（3）使用阴道药物。如治疗阴道感染的药剂、润滑剂或杀精膏，这类药物会影响切片样本，覆盖不正常的细胞。此外，在进行阴道及骨盆检查时，也会令医生无法看清内里情况。

三、三十岁，防癌计划书

三十岁以上，尤其是带有家族遗传史等乳腺癌危险因素时，要每年做一次正式的乳腺癌检查。

选择理由：美丽的胸部是女人们引以为傲的焦点，但是，一旦这里出了问题也是对我们最大的打击。其实，早期发现乳腺癌的治愈率相当高，一期乳腺癌的治愈率可以达到98%，早期发现不仅可以进行保乳治疗，治疗费用也大大降低。

［实施步骤］

（1）自检乳腺自我检查。应每月做一次。女性在每次月经后的一周左右适宜进行自检，对着镜子仔细观察乳房的大小形状是否对称，轮廓有无改变，检查乳房有无肿块，乳头是否有分泌物以及是否回缩等。当发现自己的乳房出现无痛肿块，乳房局部或乳头凹陷，腋窝淋巴结肿大等异常时，应及时到医院检查。

（2）外科检查。

（3）乳腺彩超、B超检查。中国女性乳腺组织一般比较致密，通过B超检查更能够看清乳腺所有结构的变化。

（4）血清癌症基因检测联合检测。血清中的CA15-3、CEA、CA-199等，对乳腺癌诊断有重要的价值，有利于乳腺良、恶性疾病鉴别诊断，对乳腺癌早期诊断和治疗有重要的意义。

（5）乳腺钼靶乳腺钼靶检查。是迄今为止术前诊断乳腺疾病准确率最高的影像学方法，有些早期乳腺癌，临床上并不能触及明确肿块，但在乳腺钼靶X线上却能发现大量恶性钙化点。

三十五岁以下的女性应定期做高频彩超检查，三十五岁以上的女性则应做钼靶 X 线检查。对于检查的频率，四十五岁以上的女性至少要达到一年一次。

然而，对于胸部肥大者，新见解认为在自我检查及彩超检测没有异议的前提下，做带有挤压性质的钼靶检查不是很适合，因为这一年龄段的女性乳房还很丰满，挤压后既痛，且经常造成腺体损伤。故强调五十岁以后再定期做钼靶可能更妥，此时乳腺腺体已较松弛，损伤小而准确性更高。五十岁以下巨乳症者，可代替以手检和彩超检查。

四、四十岁以上：防癌计划书

四十岁以上，有吸烟习惯或者经常无明显诱因长期咳嗽、排便习惯突然改变并带有便血现象、有肿瘤家族史的女性、最好每半年至一年检查一次肺部和消化道，可以及时发现脏器病变。

选择理由：生活条件越来越好了，可我们却不得不长期生活在二手烟和工业污染的环境中，不规律的饮食，过多油腻和辛辣刺激，吊起了我们的胃口也在蚕食着我们的消化系统，这些都增加了肺癌和消化系统癌症的发病率，而它们在早期并没有什么特殊症状，很容易被你忽略。其实，只要能早期发现，这些癌症都不是什么不治之症。

［实施步骤］

（1）内科检查。包括胸廓、肺与胸膜、心、肝、脾、肾、腹部、血压、脉搏等基本生理状况的检查。

（2）肿瘤血清基因检测。检测血清中含有的消化系统肿瘤特有的 CEA、CA-199、CA-125 等基因，可有效判断患癌风险及早期发现肿瘤。

（3）腹部超声。直接观察胃部，及时发现肿瘤。

（4）电子胃镜。内镜检查可直接观察胃内各部位，尤其对早期胃癌的诊断价值很大。

（5）胸部 CT。及时发现胸部钙化或积液，可以对早期肺部病变及时控制。

（6）肺功能检查。肺部功能是否受限。

四十岁左右的女性，在常规体检之外，还应主动做一个防癌体检。年龄在四十五岁以上的女性至少要达到一年一次。五十岁以上的女性连皮肤上的黑痣也要注意检查，以及时发现异常变化。

虽然癌症日渐瞄上了年轻女性，但它对老年人的"钟爱"却也并未减少。特别大肠癌等老年人多发的肿瘤，近年来发病率也在不断提高。五十岁后，指检会派上大用场。指检对于发现大肠都有一定作用，而且操作起来非常方便、简单。不过，最准确的方法还是筛查。

五、五十岁以上，防癌计划

五十岁后，肛门指检会派上大用场。指检对于发现大肠癌有一定作用，而且操作起来非常方便、简单。不过，最准确的方法还是筛查。

　　五十岁后，有结、直肠息肉，结肠癌家族史，腹泻、便秘、便血病史的女性，最好做肠镜，进行结肠病变的筛查，而那些不能作结肠镜检查的，如高龄、体质衰弱及有严重心肺疾病者，可以定期用 CT 检查结肠。五十岁以上的女性连皮肤上的黑痣也要注意查，以及时发现异常变化。

　　老年癌症的高发年龄在六十至七十九岁之间，且大多数的肿瘤发病危险性是随年龄增长而增大。其原因主要与免疫功能减退，长期暴露在有致癌物质的环境中等因素有关，再加上组织细胞的衰老，增加了对致癌物质的易感性，所以，癌症成了老年人的多发疾病。

　　老年女性要注意子宫颈癌、卵巢癌等，这些疾病在早期没有明显症状，切不可因为目前身体状况尚可，工作太忙等原因而忽略对健康的关注。随着年龄增长，免疫力也不断下降，一些疾病在老年群体中的发病率相对更高，造成的死亡率也是惊人的，比如乳腺癌和宫颈癌是老年妇女的高发病，在造成中老年妇女死亡的肿瘤疾病中，这两种疾病分别位居第七位和第八位。

　　定期体检的重要性并没有引起老年人的足够重视，一些老人认为偶尔体检一次，没有发现疾病，就高枕无忧了，而忽略了体检的连续性，这也是造成老年人定期体检难以坚持的原因之一。老年人是癌症的高发人群。定期体检是老年人保持健康的第一步，其重要性并不亚于治疗。我们建议，老年群体每半年或者一年至少进行一次全面的身体检查。

［常见检查项目的英文简称解释］

在血液检查中，肯定会有肿瘤标志物检查，但我们看到的都是一些英文简称检查项目，它们都是做什么的呢？

AFP：甲胎蛋白可查原发性肝细胞癌、生殖腺胚胎性肿瘤。

CEA：癌胚抗原明显升高时，常见有结肠癌，胃癌、肺癌，胆管癌，存在肝癌，乳腺癌，卵巢癌、胰腺癌时也有升高。

CA199：糖基抗原可作为胰腺癌，胆管癌的诊断和鉴别指标，肝癌、胃癌、食管癌、部分胆管癌的患者亦可见增高。

CA125：糖基抗原常用于卵巢癌的诊断，子宫内膜癌、胰腺癌、输卵管癌也有轻度升高。

CA153：糖基抗原可用于乳腺癌患者的诊断，尤其对于转移性乳腺癌的早期诊断有重要价值。

注意：标志物数值上升并不意味着一定患有癌症。

肿瘤标记只是由癌症本身或身体对某种存在物质出现反应而产生的，它并不具有足够的证据确诊癌症。只有与其他诊断方法，如 X 线扫描，磁共振 (MRI)、PET/CT 扫描一起进行，对确诊肿瘤的意义才比较高。所以，千万不要以为防癌体检只要查标志物就可以了。

六、六点提醒

（一）健康检查并不能将所有疾病都筛检出来

经过一次健康检查，就可以把身体内大大小小的病征通通检查出来是全人类的共同期望，但目前医学科技发展，对于疾病筛检仍有其空窗期与检验技术上的盲点。因此，有些疾病仍然无法百分之百被确切筛检出来。

（二）要正确面对健康检查

1.定期接受健康检查。多数疾病都是在体内默默地持续恶化，一次的检查不一定就查得出来。因此，定期的健康检查可以提高检查的准确率，更能了解自我持续性的健康状况。

2.与健康检查的医生保持充分合作。应主动告知医生身体上的异常状况或已罹患过的疾病，切勿心存考验医生的心态，与自己的健康开玩笑。

3.注意日常的身体警告信号。健康检查固然重要，但日常生活中身体功能的改变也要注意，有一些疾病可以靠自我的日常检查与注意而发觉的，如乳腺癌等。

（三）标志物上升并不等于患上癌症

肿瘤标志物是人体内产生的一些特殊物质，这些物质在癌症病人体内含量明显超过正常人，通过抽血测定其含量，就可为癌症的早期诊断提供依据，因此被形象地称为肿瘤诊治的风向标。一般来说，癌症患者都能查出肿瘤标志物，但查出肿瘤标志物，却不等于患上癌症。只有与其他诊断方法，如X线扫描，磁共振（MRI）、PET/CT扫描一起进行，对确诊肿瘤的意义才比较高。所以，千万不要以为防癌体检只要查标志物就可以了。

（四）TCT检查对防癌很重要

TCT是目前国际上最先进的一种宫颈癌细胞学检查技术。

TCT宫颈防癌细胞学检查对宫颈癌细胞的检出率几乎为100%，同时还能发现部分癌前病变，微生物感染如霉菌、滴虫、病毒、衣原体等。在TCT检查中，临床医师按通常方法用TCT检查专门的采样器用采集子宫颈细胞样本，然后不是将其直接涂在显微片上，而是将采集器置入装有细胞保存液的小瓶中进行漂洗，这样就获得了几乎全部的细胞样本。患者的细胞样本瓶就这样被送往实验室，在那里用全自动细胞检测仪将样本分散并过滤，以减少血液、黏液及炎症组织的残迹，这样就得到了一个薄薄的保存完好的细胞层，以备做进一步的显微检测和诊断。如果TCT显示有问题，那么女性就应该进一步做阴道镜或病理诊断才能准确判断病情，但如果TCT的检查结果显示为良性，这些检查则可以不用再做了，女性也可以为身体健康松一口气。

（五）不选贵的，只选对的

"便宜没好货"，大家都这么认为。在体检方法的选择上，许多人对CT、MRI、PET等的信任度都高于普通B超。事实上，对乳腺或甲状腺等部位的肿瘤，便宜的B超恰恰是最有效的。而三大常规、生化检查、胸部X线片等最基本的常规检查手段，通常也是反应你整体情况的良好指标。

（六）体检机构的选择也很重要

人越来越重视健康，体检绝对是市场的一块肥肉。事实上，我们也看到体检机构如雨后春笋般冒出。不过，专业、正规的医院，在为受检者提供准确结果的同时，如果发现受检者不幸患了肿瘤，受检者将可以得到及时、权威的后续医疗服务。没有发现问题但又存在高危因素的受检者，医生还会为其建立长期的追踪随访档案进行健康教育，对其不良生活方式进行干预，最大可能预防肿瘤的发生而能不能进行有效的后续服务，也应该是你的选择标准。

锦囊二：女人常见癌症预防要点

陈晓旭死于乳腺癌，梅艳芳死于宫颈癌，龚如心死于卵巢癌……越来越多的女名人相继辞世，使大家越来越关注于妇科肿瘤。据有关资料显示，近年来，我国妇科肿瘤的发病率呈逐年上升趋势，已严重威胁着女性特别是白领女性的身心健康。然而，妇科肿瘤是完全可以预防的，早期发现、早期治疗，大部分是可以完全治愈的，且能节省很大的经济费用。由于人们普遍缺乏防治意识，对自身健康重视不够，致使许多本可以及时发现，早期治愈的疾病，得不到及时有效的预防、治疗、控制，最终酿成悲剧的发生。那么，女性朋友应该注意些什么问题，以使乳腺肿瘤、宫颈肿瘤、卵巢肿瘤、子宫内膜肿瘤等"红颜杀手"得到很好的防治呢？

一、宫颈癌预防要点

宫颈癌高发于二十至五十五岁女性，五十五岁以后宫颈癌发病率下降。特别值得注意的是，近年来由于不良生活方式和不良卫生习惯等因素，宫颈癌也盯上了年轻女性，发病年龄出现低龄化的趋势，已严重威胁到中青年女性的健康和生命。

1.宫颈癌的蛛丝马迹

（1）接触性出血。这是宫颈癌最突出的症状，宫颈癌患者中70%～80%有阴道出血现象。多表现为性交后或行妇科检查，或用力大便时，阴道分泌物混有鲜血。老年妇女若遇到性交后出血，不要总认为是由于性交用力不当而引起的，而忽略宫颈癌存在的可能。若每次性交后都出血，更应引起重视，及时就医。

（2）阴道不规则出血，老年妇女已绝经多年，突然无任何原因地又"来潮了"。出血量常不多，而且不伴有腹痛、腰痛等症状，极易被忽视。其实，这种阴道不规则出血常是子宫颈癌的早期征兆，许多老年患者就是以此症状而来就诊，得到早期诊断，及时治疗。故应当引起老年人的高度警惕。

（3）阴道分泌物增多。临床上75%～85%的子宫颈癌患者有不同程度的阴道分泌物增多。大多表现为白带增多，后来多伴有气味和颜色的变化。白带增多是由于癌瘤刺激所致，起初正常色味，后来由于癌肿组织坏死，伴感染，则会从阴道流出带恶臭味的脓性、米汤样或血性白带。

2.早期发现宫颈癌的办法

凡是35岁以上的已婚女性，应每年做宫颈细胞学涂片检查一次，如果能及时发现，宫颈癌的治愈率几乎是100%。所以，定期检查对早期发现宫颈癌而言非常重要。

3.易致宫颈癌的不利因素

（1）性生活过早(18岁以前发生首次性行为)或紊乱（含

性伴侣多)、早婚(20岁之前结婚)、早孕育、密孕产、多孕产等。

（2）性病史、宫颈慢性疾病等因素。

（3）长期吸烟。

（4）男性因素。男性阴茎的包皮垢是引起女性宫颈癌的一大因素。此外，若男子有多个性伴侣，或患有阴茎癌，或其性伴侣中有宫颈癌患者，那么该男子的其余性伴侣患宫颈癌的危险性则大大增加。

4. 警示

（1）宫颈癌是我国发病率最高的妇科恶性肿瘤。

（2）据世界卫生组织估计，全世界宫颈癌每年新发病例为45.9万，而我国则为13.15万，约占新发病例总数的 1 / 3。

（3）全球每年约有二十万妇女死于宫颈癌。在我国，每年约有5.3万人死于宫颈癌，居女性癌死亡的第二位。

二、乳腺癌预防要点

有乳腺癌家族史，特别是母亲或姐妹曾患乳腺癌者；月经初潮过早(12岁以前)或闭经过迟(52岁以后)；40岁以上未孕或第一胎足月产在35岁以后；曾患一侧乳腺癌者；乳腺增生人群；做过过多 X 线胸透或胸片检查者；曾患功能性子宫出血或子宫体腺癌者；肥胖患者，尤其是绝经后显著肥胖或伴有糖尿病者等。乳腺癌严重威胁中青年女性的健康和生命。

1. 乳腺癌的蛛丝马迹

（1）乳房包块。是乳腺癌的最常见体征，约 80% 以上的乳腺癌患者因此来就诊。这种包块与乳腺增生包块不同，常为单个，形态不规则，质地相对较硬，活动不大好，大多无疼痛，与月经周期无多大关系。为了不错过早期诊断的机会，应当把任何一个无痛性的乳腺包块看成是乳腺癌的早期信号，立即到医院就医。

（2）乳头湿疹。乳头或乳晕处的皮肤表皮脱屑、糜烂，呈现湿疹样病变，而且病变部位大多不痛不痒，长久不愈。

（3）乳头溢液。非哺乳期的妇女，突然发现单侧乳头有乳汁样、水样、脓性液体溢出，特别是有血性液体溢出时更要提高警惕。凡年龄在五十岁以上的妇女，发现乳头有血性分泌物者，60% 以上是乳腺癌患者。

（4）乳头皱缩。发生在中央区的乳腺癌可以引起乳头回缩、偏位或固定，如发现双侧乳头不对称应及时进行检查。

2. 早期发现乳腺癌的办法

肿瘤防治专家推行了一套自我检查的方法，目前认为是妇女早期发现乳腺癌的最简单有效的方法。二十岁以上的女性，最好能坚持每月以此法进行一次自我检查，以此养成良好的自我保健习惯。此法分以下几个步骤进行：

第一步：站在镜前，两手上举过头或自由垂下，观察两侧乳房形状是否平整对称，有无凹凸不平；乳头是否有糜烂、分泌物和皱缩。

第二步：仰卧，左肩稍垫高，左手放在头上。然后伸出右手，以乳房内侧与乳头为中心，触摸左侧乳房各部分，注意有无硬结、肿块、疼痛点，尤其注意上外侧部分，触摸时注意手要平面移动，不要将乳房捏起，以免造成假象。同样方法用左手触摸右乳房。

第三步：注意双侧腋窝和锁骨上窝，触摸有无肿大的淋巴结。

3. 易致乳腺癌的不利因素

（1）过多摄入脂肪含量偏高的食品。

（2）经常喝酒、吸烟。一个年轻妇女每周饮酒三至六次，每次按 250 毫升的啤酒或 185 毫升的烈性酒计算，其日后患乳腺癌的危险将增加 30% ~ 60%。

4. 警示

（1）全球每年约有 120 多万妇女患乳腺癌，50 万妇女死于乳腺癌。

（2）亚洲乳腺癌发病率明显低于欧美，但中国主要城市十年来乳腺癌发病率上升了 37%。上海、北京、天津及沿海地区是我国乳腺癌的高发地区，以上海最高，乳腺癌发病率是女性恶性肿瘤中的第一位。抽样调查显示，天津、北京、哈尔滨、武汉等地的发病率都占到当地女性恶性肿瘤的第一或第二位，而死亡率都为女性恶性肿瘤的第四、第五位。

（3）乳腺癌主要发生于女性，男性少见。女性乳腺癌的发病率为男性的近百倍。

三、子宫内膜癌预防要点

子宫内膜癌（又称宫体癌）是发生于子宫内膜层的恶性肿瘤，属妇科常见的肿瘤之一。其原发于子宫体部，以腺癌为主，故又称"子宫体癌"或"子宫体腺癌"。子宫内膜癌的发病率有明显的地区差异，和宫颈癌相比呈明显的反向差异。前者在北美、北欧的发达国家发病率高，后者则以发展中国家多见。

1. 子宫内膜癌的蛛丝马迹

子宫内膜癌早期症状明显，较易发现，常见症状有：

（1）阴道流血。是子宫内膜癌最常见的症状。90% 子宫内膜癌患者有阴道异常出血，表现为经量多，经期延长，或经间期出血，绝经后阴道持续出血，或间歇性出血。出血多，日久则导致贫血。

（2）阴道排液。在阴道流血前，有些患者首先出现浆液性阴道流液；晚期肿瘤坏死合并感染可有恶臭的脓血性白带。

2. 早期发现子宫内膜癌的办法

（1）更年期妇女应定期行妇科普查，并做宫颈、阴道的细胞学检查，以及早发现有无肿瘤细胞的存在。做 B 超检查，观察子宫内膜的厚度及形成变化，必要时进行诊断性刮宫或宫腔镜检查，用肉眼直视宫腔有无病变。必要时取可疑部位活组织行病理检查，或进行全面诊刮以确诊。

（2）一切子宫出血，特别是更年期子宫不规则出血，首先要明确诊断，必要时应做诊断性刮宫，以了解子宫内膜状况，特别是有无癌变的可能。对出血患者不要盲目止血，对合并肥胖、高血压、糖尿病的患者更应警惕恶变的可能。

3. 易致子宫内膜癌的不利因素

（1）早来经，晚绝经。

（2）长期月经不调史。

（3）晚婚、不育。

（4）有用雌激素及三苯氧胺史。

（5）肥胖、糖尿病、高血压。

（6）肿瘤家族史。

（7）接受放疗史。

4. 警示

（1）子宫内膜癌是常见的妇女恶性肿瘤之一，在西方发达国家其发病率居女性生殖器官恶性肿瘤的第一位。

（2）近年来，我国子宫内膜癌的发病率也有明显上升的趋势。据统计子宫内膜癌与子宫颈癌发病之比已由过去的 1 ∶ 8 上升到 1 ∶ 1.1，在我国发病率也明显上升，其原因可能与妇女的寿命延长及外源性雌激素的应用有关。发病年龄虽然从生殖年龄到绝经后皆可，但高发年龄是 50~59 岁，75% 在绝经后。

四、卵巢癌预防要点

在目前常见的五种女性癌症中，最难发现的就是卵巢癌，尤其是早期，B 超也很难检测出癌变，等患者出现腹水等症状时一般已经是晚期了，治疗起来相当困难，死亡率很高，它是对妇女威胁最大的恶性肿瘤。对这种可怕的恶性肿瘤，预防就显得尤为重要。

1. 卵巢癌的蛛丝马迹

（1）腹痛与腹胀。卵巢肿物扭转、破裂或感染，子宫黏膜下肌瘤自宫口脱出或肌瘤变性，均可引起较剧烈的下腹痛。进行性腹胀则是卵巢癌的常见首发症状之一，这是由于癌变后异常分泌物剧增，形成腹水所致。遗憾的是，此时大都已属晚期，须及时合理治疗。

（2）阴道异常分泌物。正常情况下，子宫内膜、宫颈内膜的分泌物及阴道渗出物形成白带，一般量不多，并随月经周期变化。当女性生殖道发生肿瘤，肿瘤出现坏死、破溃，可出现水样、血性和米汤样白带，如合并有感染，可有臭味。白带异常可能是宫颈癌、子宫内膜癌或输卵管癌的表现。

（3）月经改变。当子宫生长肿瘤如子宫肌瘤、子宫内膜癌、子宫肉瘤、绒毛膜癌时，可出现月经的异常，包括月经量过多、周期紊乱失去规律、月经持续时间延长、淋漓出血等。卵巢的某些肿瘤如颗粒细胞瘤、卵泡膜细胞瘤能分泌雌性激素，干扰月经周期，引起月经异常。

（4）绝经后出血。在闭经的第一年内，有时会偶有阴道出血，如停经一年以上又有阴道出血则称为绝经后出血。绝经后出血原因很多，大多数情况下是由良性疾病引起，但决不能忽视子宫颈癌、子宫内膜癌的可能，虽然有时出血量并不多。

（5）肿物。可生长在生殖器官的任何部位。一般是患者本人偶然发现。这些肿物即使无任何症状，也是一种不正常现象，大多是长了肿瘤。

（6）饮食及大小便改变。卵巢癌的最初表现可能仅有腹胀、纳差以及消化道症状，肿瘤压迫或侵犯膀胱和直肠可引起尿频、排尿困难，大便干燥等。

当出现上述症状时，患者应及时就诊，不可因症状轻能忍受而消极观察以致贻误治疗。但也要知道上述症状并非肿瘤所特有，大多仍为良性疾病所引起，患者不必过分担心。

2. 早期发现卵巢癌的办法

三十岁以上及具卵巢癌高危因素的妇女每年进行一次检查，包括妇科、B超等的检查。对有卵巢癌三联征者密切随访。卵巢癌三联征：年龄大于40岁，有胃肠道症状如腹胀、纳差及卵巢功能障碍者。

3. 易致卵巢癌的不利因素

（1）初潮早，绝经晚。有报道表明，女性一生中的排卵周期越多，发生卵巢癌的危险性就越大。因此，初潮早、绝经晚是卵巢癌发生的危险因素之一。

（2）未婚、未育、不哺乳。研究表明，未婚、未育（不孕）是发生卵巢癌的高危因素，原发不孕妇女与经孕妇女相比，其危险性前者比后者高1.7倍，且不孕年限越长，危险性就越大，不孕年限达十五年以上者，发生卵巢癌的危险性明显增高。第一次足月妊娠的保护作用最强，流产、死胎及宫外孕亦可降低卵巢癌发生的危险性。哺乳，尤其是产后半年内进行母乳喂养，可降低卵巢癌发生的危险性，其保护作用最强，半年后逐渐减弱，累积哺乳时间越长，保护作用越强。

（3）高脂饮食、高动物脂肪摄入会增加卵巢癌的危险性。有研究表明，每日饮用全脂牛奶，可增加发生卵巢癌的危险性，饮用越多，危险性越大，而饮用脱脂奶，则危险性降低。

（4）癌家族史卵巢癌具有家族聚集倾向。卵巢癌家族史也是高危因素。另外，乳腺癌、子宫内膜癌及直肠癌家族史，也是卵巢癌发生的危险因素。

（5）接触滑石粉和石棉。实验研究表明，滑石粉和石棉可经阴道移行于腹腔，造成卵巢上皮的不典型增生，从而增加卵巢癌发生的危险性。

（6）接触苯类化学物质。多环芳香经、二甲基苯并蒽等化学物质，对卵泡可能有直接毒性作用，可增加卵巢癌发生的危险性。从事油漆职业的妇女，发生卵巢癌的危险性比一般人群高。

凡具有上述危险因素的女性，应采取相应的预防措施，如提倡母乳喂养，合理调节饮食，避免接触滑石粉、石棉、苯等化学物质，同时定期到医院检查，以早期发现、早期诊断、早期治疗。

4. 警示

卵巢癌是妇科常见的恶性肿瘤，在女性的生殖器肿瘤中占

27%，居于第三位，可发生于任何年龄，但以二十至五十岁为多见。近二十年来其发病率以每年 0.1% 的速度增长，并随年龄增长而升高。女性一生中患卵巢癌的危险为 1.5%。

由于卵巢深居腹腔两侧，早期症状不明显，70% 的病例就诊时已属晚期，是妇科三大恶性肿瘤中预后最差、死亡率较高的恶性肿瘤。因此，人们应及时发现卵巢癌亮出的"黄牌"警告。

五、阴道癌预防要点

外阴恶性肿瘤是指发于外阴部皮肤、黏膜及其附属器官和前庭大腺等的恶性肿瘤，又通称为阴道癌，其中以鳞状上皮癌最为常见，其他有黑色素瘤、基底细胞癌等等。阴道癌属于妇科恶性肿瘤，患者被诊断时的平均年龄为六十至六十五岁之间。

1. 阴道癌的蛛丝马迹

原发性阴道癌呈外生型生长，在阴道内可见菜花状肿物，60% ~ 66% 的患者发病部位是在阴道后壁上 1/3 处，少数沿阴道黏膜及黏膜下浸润。其主要症状是：

（1）阴道出血。较多表现为接触性出血，一般发生于性交后，或使用器械及绝经后。

（2）阴道排液。异常排液主要与肿瘤坏死组织及感染有关，所排体可为水样，也间或有米汤样，或排液中混带血液。

（3）压迫症状。当晚期肿瘤压迫邻近器官后，可出现相应压迫症状。如压迫膀胱、尿道时，可出现尿急、尿频、血尿；

压迫直肠时，可出现排便困难、里急后重，晚期患者还可出现便血，肿瘤穿透直肠症状。

2. 早期发现阴道癌的办法

对于阴道癌通过临床表现及妇科检查，可初步诊断，再结合辅助检查（阴道细胞学检查、阴道镜检查、活体组织检查等）检查后，可明确诊断。早期诊断是预防和治疗阴道癌的有效措施，老年女性和高危患者群体，最好每年进行巴氏涂片检查。

3. 易致阴道癌的不利因素

阴道癌的发病原因与疱疹、人类乳头状瘤病毒（HPV）、化学药物以及辐射等因素有密切的关联：

（1）年轻女性妊娠期服用雌激素易引发阴道透明细胞癌。

（2）早婚、早产及多产的女性是原发性阴道癌的主要群体。

（3）部分原发性阴道癌患者的发病与长期使用子宫托及长期黏膜刺激或损伤有关。

（4）HPV病毒感染易引起阴道上皮内瘤，发展可引发浸润癌。

4. 警示

阴道癌多发于绝经后，发病年龄高峰为60~80岁，属老年妇女疾病。近年由于对外阴恶性肿瘤诊断上的重视，早期病例有所增加，发病年龄逐渐趋于年轻化，40岁以下者占17%~18%。

研究表明，促使阴道（宫颈）癌发生的常是综合因素。人类生活的社会环境，其经济地位、职业、生活习惯、生活中的意外事件、个性心理特征，以及性伙伴的多少、性伙伴健康情况、性行为的健康与否等，都可成为诱使阴道（宫颈）癌发生的原因。因此，人们主张应从生物、社会、心理等多方面，亦即从整体上对此类癌症进行研究。

5. 特殊性

本病患者既有一般癌症患者的心理特点，又有本病所特有的一些表现：

羞愧为核心的情结。较之其他癌症，阴道（宫颈）癌给患者带来的首先是羞愧。宫颈属女性敏感的性器官，它和乳房不一样，是直接与性行为有关的，因此，对于宫颈的病变，大多女子都羞于启口，很多人不愿意因此寻求医师诊疗。即便诊治了，问及何病，也常搪塞，不愿正面回答，总认为是"阴处"，见不得人的地方生了坏病，再加上社会上有一些传言，使得这种情结严重影响了本病患者的治疗与康复。羞愧基础上，还可衍生出其他一些负性情绪或心理。

（1）恐惧心理。阴道（宫颈）癌患者大多有恐惧心理，在得知诊断为此癌症时，一些患者会因此而引起恐慌与惧怕，似乎死亡就要来临，惶惶不可终日。她们在治疗的过程中，由于症状加重或病情恶化，或道听途说所患的癌症如何可怕，走不出恐惧心理。她们之所以恐惧，除了对癌有可能影响生命的恐惧外，还涉及这一敏感器官患癌，或手术切除、放疗治疗后，会影响到她们作为女性的性别认同和社会对她们看法，如年经尚轻，就会考虑很多进一步的问题"我以后还算不算是女人？""我今后的夫妻生活怎么样？""社会会怎么看待我？"诸如此类等，这种恐惧心理还可以广泛发生在只是怀疑的妇女中。门诊经常遇到有某些阴部不适症状的人，怀疑自己患有宫颈癌而要求做有关检查，当检查结果都正常时，症状也就随之消失。

（2）悲观心理。在得知自己确诊为阴道（宫颈）癌以后上述的恐惧常直接伴生了悲观，对自己的失望和悲观，认为作为女人，自己已经没有希望了。再加上在治疗过程中若出现病情的反复、复发与转移，都可能使患者出现严重悲观的心理状态。患者往往情绪极其低落而不能自拔，对未来失去信心。

（3）抑郁和焦虑。阴道（宫颈）癌患者所出现的情绪低落，很少活动甚至不活动、沉默不语等行为退缩症状，也都与抑郁心理有关。引起抑郁心理的原因很多，患此类癌症后患者的精神压力往往巨大，因治疗费用增加使经济负担加重、营养不良和放化疗的不良反应、低血钾、高血钙等代谢障碍，内分泌调节的紊乱，以及对自己未来及家庭生活的担忧等，都可造成患者的心情抑郁。

焦虑心理是此类癌症患者常见的情绪反应，确诊之前的怀疑心态可以引起患者的焦虑。确诊之后的病情变化经常会使患者的焦虑心理随之加深，对预后不良的恐惧和治疗结果的悲观，以及治疗后性器官的失能等，都可能成为焦虑的原因。焦虑的程度与患者的病情和以往的性格特征有关，焦虑明显时，可以出现心跳、手抖或其他自主神经失调症状。

（4）敏感和脆弱。一些阴道（宫颈）癌患者对与自己有关的外界事物反应十分敏感，无论是看到医院医生、护士的交谈，还是观察到家中亲友的窃窃私语，或邻居街坊的交头接耳，都会认为是在背后谈论与自己所患癌症病情有关的事物，往往会迫不及待地打听询问或追根问底。这种敏感心理在此类癌症患者中，或知识女性患者中较为多见。

出于对疾病的担心，患者在行为上会产生退化。自己能做的也要让家人做，过分依赖其家属，对医院环境不能很快适应，情感比较脆弱，意志衰退，有的患者经不起任何刺激，生活中的微小刺激都会对其情绪造成打击而出现痛哭、悲伤等情绪方面的发泄。

洁癖为特征的行为倾向。部分本病患者或素有或因病出现了顽固的洁癖，她们误以为本病只是不洁所致，然后物极必反，对周遭的一切都十分恐惧，表现出严重的防范心理与洁癖。临床上，本病患者有洁癖倾向的比例，明显较其他癌症（包括妇科其他肿瘤患者）为高。根据我们的临床经验，有洁癖倾向的癌症患者（包括宫颈癌患者），心理纠治常十分困难，须花百倍的努力。而且洁癖患者的肿瘤预后通常要差一些。

纠治方法：

借认知疗法纠正羞愧。宫颈癌患者较之其他癌症患者，多了一些因认知上偏差所导致的心理障碍，故需对此予以有力的纠正。

本病的认知疗法除了需消除患者误以为的癌症就等于死亡的错误认识外，核心还在于两点：

（1）让患者及家属知晓阴道（宫颈）患癌并不"丢人"，是很常见的病理现象。

（2）阴道、宫颈或子宫全切了，你仍然可以是"比较健康、有女人韵味"的女性。

前者可主要通过理论说服或知识传授来完成。一般而言，本病有些羞愧心理的人，大多是有一定文化层次的人，故可以明确地告诉她，凡器官都会患癌，反复有炎症的器官更容易患癌，婚后女性宫颈总有糜烂、溃疡，这是正常的，部分人会癌变，促使这个癌变过程可能和工作压力、饮食等有关。我们就碰到过食蛤士蟆油（一种高含雌激素的保健品）而诱使生了本癌的年轻女子。因此，不等于说阴道、宫颈患了癌就是肮脏的，行为不点的。通常，多数患者在医师的善意和有效疏导下，会从羞愧情绪中走出。

后者则可以明确告诉她，阴道、宫颈切除会对生活带来一些影响，但通常不至于很大。很多人仍能过正常的夫妻生活，对放疗造成的损害和因治疗导致的容颜影响也是可以有所纠正。即便是子宫连阴道、附件全切了，只是等于早点进入女性更年期，也不是恐怖到如何严重的地步。这种情绪一般会随着治疗的完成，生病时间的延缓而逐渐消退的。

改善洁癖的三个环节。宫颈癌患者洁癖的纠治有一定困难。我们通常从三个环节切入：

（1）告诉她此病不像她误以为的那样，只是一种很普通、很常见的器官癌变。

（2）让她逐步知道，讲清洁是对的，但任何事情过了头，就变利为害了。过分讲究卫生，喜洁成癖，绝对不利于本病的治疗与康复，洁癖对本人与家属也是负面影响。总之，要让患者知晓：洁癖不利于本病的康复。

（3）如对方愿意接受，且家属积极配合，可借助行为纠治中的奖惩疗法等，以行为纠治方法加以改善。

必要的心理支持。阴道（宫颈）癌患者的心理支持必须兼顾这类患者防御性心理，因此，宜私下交谈为主，涉及敏感部位、敏感症状时，要以严肃、尊重的口吻，有些症状不宜太直截了当的追问。若有可能，最好在女性医师来进行首诊，或有女性医护人员在旁时更为合适些。

（1）心理慰抚。对新确诊的宫颈癌患者要热情接待，为她创造一个舒适、安静、整洁、和谐的环境。鼓励家属、亲友多接近患者，给予心理安慰，对患者要热心、和蔼、亲切，帮助她克服不良心理，尽快减轻其恐惧，稳定其情绪，耐心解答疑问，鼓励其树立战胜疾病的信心。

（2）建立良好医患关系，取得患者的信任感。对敏感、多疑患者，医务人员在患者面前应表现为镇定、自如、得体。说话流利，绝不含糊，随时了解患者的心理状态，及时调理，纠正患者不良状态。以微笑、周到、亲切的服务态度，适当、耐心、细致的解释说服，娴熟的医疗技术，赢得患者的信赖，多与患者沟通，建立良好的医患关系，取得患者的信任感。

（3）耐心倾听患者诉说。要对患者实施健康教育，使其正确认识本病，克服侥幸心理。

（4）纠治调整患者及家属的情绪，鼓励其积极配合患者战胜疾病。

（5）请同种病的康复者给患者说亲身感受和经验，让患者看到实实在在的希望。

（6）善于给予支持。患者患病后情感特别脆弱，特别是作为女性患者，感情特别细腻，担心自己会丧失对家庭及社会的义务。医务人员对患者应多一份爱心、关爱、友谊，想患者之所想，急患者之所急，并尽可能满足其生理及心理需要努力消除患者心理上和躯体上的疾病。

（7）经常与患者交谈，了解患者的心理变化。由于手术部位有一定敏感性，因此，术前做好解释工作，讲明尽早手术的目的，进行各项操作的目的，讲解手术的必要性及成功的范例。

锦囊三：一些很可能发展成癌症的妇科疾病

女性的一些妇科病症，很可能发展成癌症，因此，出现以下一些症状或病症时，应及时寻找医学帮助，以防止癌变。

乳腺增生症，又叫小叶增生、乳腺病，中医称之为乳癖。以乳房触之有肿块、形如丸卵、皮色不变、质地偏硬、表面光滑、边界清楚、压之疼痛、行经时胀痛为主要表现。虽主要为良性病变，但其中有一小部分有可能转变为恶性，特别是有乳腺癌家族史者，所以有乳腺增生症的女性，应定期检查。若发现肿瘤增长迅速、变硬加快或乳头溢出血性物质时，应速寻找专科医师诊治，杜绝不良后果。

宫颈重度糜烂。子宫颈是女性内生殖器的大门，外通于阴道。它是防止细菌、病毒进入子宫、输卵管、卵巢的主要防线，人们称其为"妇科守门员"，最容易受到各种致病菌侵袭，如多次流产、诊断性刮宫、哺乳期和经期欠卫生等，都有可能导致宫颈损伤或炎症，引起宫颈糜烂。研究表明，婚后妇女都有程度不等的宫颈糜烂。新的观点认为，轻度宫颈糜烂不能看作是病态，但重度宫颈糜烂则不然，它发生宫颈癌变的概率高出轻度宫颈糜烂者 6 ~ 10 倍。因此，宫颈癌的发生与重度宫颈糜烂密切相关。如果发现有重度宫颈糜烂者，应该彻底治疗。治疗方法很多，其中物理治疗如电凝、电灼、冷冻、激光、微波等效果较佳，且伤损不大。

子宫肌瘤。子宫肌瘤是女性生殖器最常见的良性肿瘤，由于子宫平滑肌相关组织增生所致。它的发病原因尚不明确，但和内分泌紊乱有一定的关系。本病虽是良性，但少数亦可变性，常见的变性有玻璃样变、囊性变、红色变、肉瘤样变。肉瘤样变就是肌瘤的恶变，而且恶性程度很高，这种肉瘤样变常无典型症状，易被忽视。肌瘤若在短期内迅速增大或伴有阴道不规则流血者，则应考虑有恶变的可能。早期手术切除，预后尚属良好。

凡发现有子宫肌瘤者，应一年或半年一次，定期到专科医院复查，严密观察，慎防恶变。一年或半年则以肌瘤大小为界，小于 2cm 者，一年检查一次可也。

人乳头瘤病毒。"守门员"失职，宫颈若有炎症，就为病毒感染敞开了大门，其中人乳头瘤病毒与宫颈癌关系密切。目前已发现上百种不同亚型的人乳头状瘤病毒，可能会导致不同的临床病变。研究提示，人乳头瘤病毒感染率与年龄关系密切，被感染的高峰年龄为 15~25 岁，大于 30 岁的女性感染率下降，约有 3% 感染者可发展成宫颈癌。人乳头瘤病毒主要通过性接触传播，男性生殖器官上的病毒存在可使女方宫颈受感染的危险性增加九倍。单一性伙伴的妇女中，有17% ~ 21% 的人宫颈或者外阴可以检测出该病毒，而有五个以上性伙伴的女性，感染率高达69% ~ 83%。因此，恪守社会道德，做到洁身自爱，对防范宫颈癌意义突出。

甲状腺结节。所谓甲状腺结节，是指甲状腺部位摸到结节，这是女性中非常常见的健康问题，三十至四十岁城市女性中，似乎90%存在性质和大小不一的甲状腺结节。它有良性恶性之分，良性占绝大多数，部分良性也会转变成恶性。临床上，结节癌变虽然不常见，但是术前较难鉴别。甲状腺结节的发病因素很复杂，碘的摄入过多、过少，压力、个性（往往性急暴躁）、电离辐射，以及雌激素水平等都可影响甲状腺腺体的代谢，引起结节样组织增生。但其具体机制尚欠清晰。如雌激素过多主要是通过促使垂体释放 TSH[1] 而刺激甲状腺。其实，甲状腺癌恶性程度并不很高，且比较普遍。尸体解剖提示：在甲状腺中，组织学上的微小恶性肿瘤的发病率高达37%，也就是说，组织上已经癌变，临床却没有症状的情况很常见。对于城市女性，如甲状腺已经发现结节，不必太惊慌，注意调控碘的摄入，放慢性子，定期检查，必要时做手术切除，这些方式都可以选择。

葡萄胎。它以妊娠后胎盘绒毛细胞持续增生，终末端绒毛转变为水疱，水疱间相连成串，形如葡萄而得名。症状表现主

---

[1]　TSH（thyrotropin, thyroid stimulating hor mone, TSH），促甲状腺激素。

要为停经后阴道流血不止，淋漓不尽，有时可排出水疱状组织，子宫体异常增大、变软。此时，应到专科医院检查。因葡萄胎是恶变程度较高的癌症，有7% ~ 16%的葡萄胎患者可能发展成为绒毛膜上皮癌或恶性葡萄胎。故一旦发现为葡萄胎，有可疑症状时，应及时手术切除，消除宫腔内杂物，并在专科医生指导下，进行治疗。

外阴白斑病变。该病是指女性皮肤和黏膜组织发生变性及色素改变的一类慢性疾病，通常认为是典型的癌前病变。病因还不明确，一般认为与遗传因素、自身免疫因素、内分泌紊乱及精神心理因素有关。主要症状为外阴奇痒，外阴色素改变，抓破后伴有疼痛感，若局部溃破、有硬结者，被高度怀疑癌变可能，应到专科医院做病理检查。一旦确诊癌变，应积极治疗。根据我们的经验，本病早期的中医药保守治疗，效果不错，不必惊慌失措。

外阴黑色素痣。外阴黑色素痣是发生于外阴黏膜与皮肤交界处的黑色斑点，可光滑，可粗糙，部分上面可有毛发生长。外阴黑色素痣比身体其他黑痣更容易恶变，这是因为外阴部分容易受到摩擦和刺激，又因黑色素痣对性激素的作用较为敏感，往往在青春期和妊娠期增大、变黑。据报道，40% ~ 80%的恶性黑色素瘤发生于黑色素痣。我在临床就接诊过七八位这类患者，由于部位隐蔽，易被忽略，故一般主张对外阴黑色素痣尽早进行预防性手术切除，以防恶变。平素，妇女还应该加强对自己这些部位关注与检查。

　　女性防范癌症有一个要诀，就是定期体检。一般要求一年系统检查一次，一些高危人群（如宫颈中度或重度糜烂，甲状腺结节变大，乳腺小叶增生有疼痛感的），可以半年一查。千万不要忽略了对卵巢、外阴及肺、胃、肠道等的相应检查，因为这些部位的癌症也呈现出高发态势。

锦囊四：女性防范癌症的六个环节

"防范癌症，女人更容易些"，这不是有意为女性减压而说，而是有着坚实的事实及科学基础的。

上海市疾病预防控制中心的专家们就曾经强调认为，防范癌症，女人更容易些。专家们以吸烟习惯为例，解释说烟草暴露是目前最明确的致癌因素，当今上海男性主动吸烟率高达 61.8%，女性仅为 1.2%，57% 的女性只是处于被动吸烟状态，如果采取措施，避免广大女性被动吸烟，显然要比劝阻 61.8% 的吸烟男性戒烟，简便可行得多！此外，占女性肿瘤约 40% 的乳腺癌和宫颈癌，两癌之起因相对比较明确，多少能够自我有所掌控，而它们是目前世界公认的早期发现治疗效果最好的两种癌症，且它们的早期发现并不困难。问题只是在于人们有没有这个意识与态度，持之以恒，加以防范。若以乳腺癌为代表的常见女性肿瘤能够得到有效防范、早期发现、规范治疗，患者生存期和生存质量将明显好于其他癌症。因此，女性癌症相对于男性，更易防范与控制。

美国近二十年防范和抗击癌症的成功经验，表现出的也是女人的发病率、死亡率首先下降，且其趋势越来越显著，成效越来越突出。有资料提示：从 20 世纪 90 年代开始，女性癌症发病率、死亡率首先开始呈下降态势，先是因为乳腺癌，然后是由于直肠癌，且每年发病率都在明显下降之中。从 1990 年到 2006 年，女性因罹患癌症死亡率下降 12.3%，其间，减少被癌症夺命者共 76.7 万。

这还有几方面原因值得一提：

（1）研究表明，女性的 XX 基因比男性的 XY 基因更稳定，因此，可以减少突变，降低癌症的发生率。往往人们借此来解释女性癌症发病率低于男性的机制。

（2）在现代之前，女性癌症发病率明显高于男性，主要集中在几个癌种：乳腺癌、宫颈癌、阴道癌。前者是生活压力及不良生活方式所致，后两种则与感染、卫生条件差有关，后两种癌症的发病，在城市已经大幅度下降。这三种癌症完全可以有效控制。

（3）除精神情绪因素外，女性在生活方式方面总体上比男性自控得多，也合理得多。抽烟酗酒、大快朵颐、疲于应酬，在男性群体中是很普遍的行为，在女性中则少多了。上述不良生活方式直接增加了肺癌、肠癌、肝癌、胰腺癌等常见癌症的发病率。

（4）相对而言，男主外，受到污染的概率、所承受的工作压力，大大超过女性。这些状况直接推高了许多癌症的罹患率。而且这些经常非本人所能自我掌控。

（5）与通常认识的完全不同，灾难医学、急救医学等的研究表明，女性自我修复能力、抗压及抗灾难事件的能力等都大大超出男性。这些导致男性在特殊状态下往往残缺率、畸变率和死亡率均高于女性。作为一个个显而易见的事实，在各种灾难状态下，存活下来的，女性数量大大多于男性。

正因为这些因素，可以认定，防范癌症，走出癌症魔影，女性常比男性更容易些，可以更成功些。

各地活着的癌症患者，有 70% 以上是女性，男性不足30%，就是例证。

然而，要防范癌症，走出癌症魔影，女性自有其不同于男性之处。这些的不同突出显现在精神情绪的调控方面。

2010 年 2 月，权威的世界癌症研究基金会公布当时新的癌症预防数据称，通过健康饮食、定期体育活动以及保持健康体重，中国每年有 62 万例癌症可以避免发生。这些主要措施包括通过戒烟，避免二手烟吸入，防范过度日晒（适度日晒则有防范癌症之效）预防及有效控制可招致癌症的慢性感染，建立健康生活方式等，可使中国内地 20% 的乳腺癌、33% 的胃癌以及 34%的子宫内膜癌得到有效预防，甚至避免其发生。而这一切，首要的是敦促政府卫生主管部门积极开展癌症预防的教育，优先支持开展健康科学普及和公众健康管理等。

世界卫生组织 2009 年底发布《健康体育活动全球建议》报告也强调，定期的体育活动可预防乳腺癌、结肠癌等多种癌症等，同时制订了 5~17 岁、18~64 岁以及 65 岁以上 3 个年龄组保持健康所需体育活动水平的具体推荐建议。

世界卫生组织慢性疾病和卫生促进部迪姆·阿姆斯壮博士建议，成人每周必须完成至少 150 分钟的中等强度的体育活动，可通过每周五次，每次三十分钟的步行或骑自行车上班来完成这一指标。

说白了，癌症的防范，无非涉及六大环节：

第一个环节：建立健康的生活方式。

第二个环节：养成良好而合理的饮食习惯。

第三个环节：安顿好心，减少因精神情绪等诱发或加速的癌症。

第四个环节：戒烟、避免二手烟吸入和尽量规避环境毒素的"入侵"及伤害。

第五个环节：控制可能引起癌症的慢性感染。

第六个环节：定期体检，以期早期发现端倪。

这六个环节，基本上都是老生常谈，只不过一、二、三点很重要，人们认识不足，也谈得不够，特别是第三个点非常重要。因为女性因精神情绪致癌的更为常见，人们认识尚不充分。四、五、六点亦妇孺皆知，第二点则建议参考我的助手孙丽红教授已经出版的《生了癌，怎么吃》等参考书籍。

生活方式受社会、文化、家庭、经济和个人认识等诸多因素影响，而关键的是个人健康意识问题。应该认识到，今天的病（包括癌症）主要源自自身行为，形成良好的生活方式和行为，不仅可增进生活的幸福感、美满度，还可帮你守住身心健康，促使家庭和谐，并有助于预防癌症等疾病的发生。为此，首先要在意识上认识到这一点，逐步养成健康的生活方式与行为。

须有良好的生活、工作环境，环境若有辐射、石棉、毒性化学物质，须定期接受检查，家庭装修则应考虑防范建材的可能污染问题，烹饪时高温油烟的伤害也不小。因此，这些都应兼顾、防范，尽可能减少环境因素对自己的损害。

吸烟的危害是公认的，包括二手烟，而且，有资料说二手烟对女性伤害尤其明显。暂且不论这些说法可信度多高，为了自身健康，尽可能加以避免是正确的。

女性少量喝些低度酒，尚无大碍，甚至有研究揭示对女性的容颜常驻有所帮助。但若烟酒同时进行，无论量之多少，都将增加患多种癌症的危险性。

生活起居应该养成规律性，因为生命内在各种功能都有着各自的昼夜时间节律性。这种节律的建立与稳定，将使个体内在各项功能持续稳定，不至于紊乱。功能紊乱则是适宜于癌变发生的土壤。如果工作性质三班倒，实在没法让生活有规律，那么，充分的睡眠，以及足够的休息调整，就显得格外重要了。

某些不良性活动与女性某些癌种高发有很大关联。比如，女性过早开始性生活，同时有多个性伙伴，性行为中不注意自我卫生防范等，患妇科癌症的概率会明显增加。此外，某些病毒可以通过性伙伴的生殖器而传播，引起女性生殖器溃疡等，如宫颈炎、宫颈癌就与乳头状瘤病毒的感染密切相关。因此，还应该关注性伙伴的生殖健康及卫生问题。

女性肥胖也是引起乳腺癌、卵巢癌及肠癌等的罪魁祸首，而女性肥胖者越来越多，这与生活富裕、多坐少动等不当生活方式有关。防止肥胖，除了选择高纤维素、低脂肪、低糖饮食外，还应适当进行体育锻炼，增加室外活动。根据自己工作和身体条件，一周活动 100~150 分钟，方式不限，做到即可。

饮食问题涉及很广，我们已经有专书（《生了癌，怎么吃》）介绍，建议参考，在此不再赘述。只是强调原则，控制总量（少吃一口，多活一天），宜选择高纤维素、低脂肪、低糖饮食外，极力推荐多进食大豆类食物，因为研究证实大豆是女性的"健康保护神"。

总之，切记癌症"非天降之，人自为之。"之所以患癌，多数是因为生活方式不当。从日常生活细节做起，自我适当调整，是防范癌症的不二法门。

锦囊五：何氏心理康复十八法

研究表明，肿瘤的发生发展与心理因素密切相关。临床上，至少 84% 的癌症患者存在不同程度的心理问题，约 70% 的患者始终处在对死亡恐惧之中，30% ~ 45% 的患者直接死于心因。因此，心理问题已成为中国癌症患者最大的敌人。而女性患者常又心细如发，这方面问题尤其严重。如何调治心理，对她们的康复至关重要。

临床观察表明，心理问题的根源，往往在于过多的压力，而压力则来自过分的自我苛求、内外诱惑、自我要求、环境等的各种刺激，因此，如何帮助释放压力、缓解紧张、减少诱惑、消解刺激等是关键性的第一步。

压力每每导致情绪波动，而持续的情绪波动，则犹如平衡装置一直处在无序的工作状态，故稳定情绪第二环节。

情绪稳定了，配合身体的调整，可以帮助患者走出抑郁，持之以恒，包括帮助重新设置自我人生目标，加强内心修炼，久而久之，可以促进个性的优化。

倘若如此，则人的精神心理便趋于平和、成熟，心身间功能则可持续地协同，且互相增进，"平衡装置"便有效地起着呵护健康、增强快感、增添情趣之效，从而臻于理想的"精神内守，病安从来"之境界。

十八法的核心思想，就是围绕释放压力、稳定情绪、走出抑郁、优化个性这四大环节而展开的，而且，这四大环节前后相互衔接，互为促进，形成一个整体。其中，释放压力比较容易做到，优化个性则需持之以恒若干年才能达到。

下面简单介绍十八种方法，是我在几十年临床实践中总结出来的，也算得上是"中国式的肿瘤患者心理康复法"。尤其适合于女性患者！

第一法：换一种方法思考

俗语说："认识决定态度，态度决定行为。"事实的确如此。临床上，很多女性患病就是因为什么都看得很重，事事较真。

鉴于此，我则告诫说："要认识到生活中不是所有的事都非常重要，都必须认真对待，非达到完美不可的。"其实，研究表明：人一生中所遇到的事，只有 5% 左右，属于非常重要或紧迫的，还有 15% ~ 25%，是比较紧迫的，剩下的 70% ~ 80%，大多不像人们自己想象的那么重要和紧迫。若你事事认真，势必长期有重压感而身心疲惫，甚至功能紊乱，终致患病。事事追求完美者，往往在这一点上犯了错误。因此，首先，要换一种方法思考，改变自身的认知、态度与行为。

重要的事必须及时做，认真做，一丝不苟，较重要的事，努力做好它，不重要的事情则放一边，不急着做，或者干脆不管它。

而且，要认识到，所有事务中，没有比自身健康更重要的了。

这方法，心理学称之为"认知疗法"。

有个史姓老太，七十多岁，患的是肺泡癌，她打扮得特别精致，一看就是位有很好教养的女性。自报家门，资深会计师，一辈子搞精算的，看了我的书，得知何以自己生了这病，也不想手术，更不考虑放化疗，一定"痛改前非"，把什么都要追求精致、极致这种过去认为最好的品行改过来，希望我支持她能够活到平均期望寿命。肺泡癌本身恶性程度不高，我通常也会建议保守治疗为主。她找我就诊至今已经近五年了，身体没有任何不适，气色倒比先前更好。因为她现在的生活与过去大不相同了，不再汲汲于追求诸事都要这样那样，彻底做了个甩手掌柜，只是空闲时在电脑上玩玩股票，且特别向我声明：绝不在乎赔赚，只是借此打发打发时间，消遣消遣，以免患上老年痴呆。女儿在一旁轻轻地说："别看她这样随意，我妈玩股票到现在，一直赚钱，还没有赔过。"其实，这就是辩证法，你越是从容，就越能成功。

第二法：不做无谓的联想

生活中，很多人其实是被错误的思维方法所控制，以至于一直坎坎坷坷，诸事不顺。这些错误的思维程序中，最常见的是自我错误的联想，其表现形式最多见的是："如果……结果就一定……"并把这一子虚乌有的联想"结果"，误认为是必然发生之事，从而为其忐忑不安。

我们很多人的想法很自然，也似乎很有"道理"，例如：儿子这次大学没有考好，他这辈子就完了，也肯定讨不到老婆了，即使讨了，也一定是条件很差的，孙子也就别想了，我一辈子追求的，全完了，后半生也没有意义了。

癌症患者中，持如此思维程序者更是常见，比如：我这次CEA（癌胚）指标达到3了，上次指标只有1，一下子增高了这么多，下次指标一定会更高，很快会超过正常值5这个数字的，到了5以上，那我肯定就复发了。怎么办？复发后，医生一定再要我化疗，那我可受不了啊。受不了不化疗，那我就一定完了，我完了，我全家就没希望了……。这是我每次门诊几乎都会碰到的啼笑皆非的诉说。这种自我联想有意义吗？这种联想，从方法到程序，都是错误的，其结果是没有任何正性意义的，只会吓死当事人。

首先，从思维程序说"如果……结果就一定……"是绝对错误的。如果只是假设，其结果则有多种可能。比尔·盖茨、乔布斯均没有上完大学，却都成了非常厉害的人物。我做老师这么多年，教的学生无数，并不特别欣赏规规矩矩、成绩满分的学生，因为他以后很可能只是个平庸的人。

况且，生物学或社会学和物理学中完全不一样。物理学上，水到100℃肯定沸腾，这是强因果关系，而生物学只是讲可能性，白细胞数量超过一万很可能是感染，也可能不是。社会学则更没有严格的规律性可言，只是讲概率（百分比）和相关性。所以，很多事情的后果，绝不像自我错误联想的那么严重。从容应对，常常能够柳暗花明。很多抑郁、焦虑的人，特别是女性癌症患者，容易做出错误的联想，把后果想得很严重，想得很远、很多，其实完全没有必要。

你之所以耿耿于怀，走不出那个困境，是因为你把它看得太重了。

有位姓余的女士，卵巢癌局部肠转移（浸润），康复多年，一直很稳定，但她心中仍旧时时忐忑。世博会前后有一段时间，她有一个指标（CA-199）升高了，升高得不多，但天天紧张，每次门诊都要重复上面这类联想、推理，劝说多次，无效。看着她紧张得日渐消瘦，我给了她一个建议：下一次去复查，同一天到三个大医院做同样的检查，都查 CA-199。不久，她拿着三个医院的结果给我看，我一看乐了，三个医院的检查，结果误差在 40% 上下，最高的达 54，最低的接近正常，只有 38（正常是 37）。我笑着对她说："你自己看看，究竟相信哪一张？都是大医院的，有意义吗？我早在《癌症只是慢性病》里说了'指标只是一种参考'，何必如此当真，害得自己天天胡思乱想，执迷不悟，弄得全家都心神不定。"她尴尬地笑了，此后，她的确变了很多，现在优哉游哉地乐活着。

不过，若令其在错误联想的路上一直走下去，倒真的会出问题，因为持续的恐惧不安，扰乱了内环境，真的会招惹癌症的死灰复燃。

第三法：糊涂比明白好

先讲一个故事。我有一个学界好朋友是北京协和医科大学的校长助理，他有一次带队到西藏去，回来的时候给我打了一个电话，告诉我说，真的想不通，西藏那么多人，居然没有精神病院，没有肿瘤医院，精神病和恶性肿瘤的发病率较之其他地区都很低，真的很想不通。

你说西藏自然条件好吗？很一般，至少生活艰苦，再加上紫外线强烈照射，都会致癌。文化水平很高吗？也不见得，何以这些病发病率低？我觉得就是因为宗教信仰，让人们内心很安宁，大家安于现状，不会像其他地区的人这样浮躁，为了钱财，黑白颠倒地拼命，总被心中的不安催促着。

大家知道，鲁迅笔下有一个阿 Q，是一个丑角。但是，据我判断，阿 Q 患癌的概率很小，糊里糊涂、自我安慰的"阿 Q"心理，让他始终善于自我安慰，感到自我很满足，因此自得其乐。

以前有过研究，癌症患者在确诊癌症后又同时患有精神分裂症，按理说，这是雪上加霜的事情，但过了一段时间后，这些患了精神分裂症的患者被家属带到医院复查，结果发现，他们虽然仍"精神分裂"着，有的人身体里的癌症却消失了，为什么？因为他们有精神疾病，再没有正常人格下的欲望、奢求，心理彻底放松了，身体的自愈潜能也得以充分发挥。其实，早就有类似的报告说，偏执狂患了癌，会康复得比常人好，因为他坚决否定自己患了癌。

　　有资料表明，尼泊尔、印度的癌症发病率、死亡率均明显低于中国，因为宗教信仰使这些国家的癌症患者有精神支撑。我们在门诊中也早已注意到，有宗教信仰的患者（不管什么教），康复得就是比常人好。我的博士后徐丽女士，这些年来就一直在关注这一现象。

　　有个肾癌女患者，与我同龄，姓方，2005 年求诊，她原来是搞精密仪表研究的，后来转向自己创业。看病时，她的企业已经做得很成功。看病初，老公先打招呼，说别跟她说实情，只说是良性囊肿，因为患者的肿块较小，我没有主张手术，只是做了微创（伽马刀），也没有化、放疗。多年过去了，谁也没有说穿，她一直若无其事地快乐着、工作着，大家也都很庆幸。有一次，患者聚会，大家谈谈感受，本没有计划请她参与，她不邀自来。当时，我还有点吃惊，然后她自谈了体会。原来，她第一时间就已经知道了实情，因为看着丈夫看病时"鬼鬼祟祟"的，于是她自己心里也明白了，到医院一查，全清楚了。她之所以不愿意挑明，是怕家里人有负担。她当时就想，既然无须手术和放化疗，证明问题不是很严重。她说，当时她哭了一场，而后在日记上写着："日出东方，日落西方，天晴一天，天雨一天，哭着一天，笑着一天，何不快快乐乐每一天！"对此，大家很受感染。她接着说："我为什么很忙却不邀自到呢？就是想以我自己的经历，告诉姐妹兄弟们，别怕，糊涂点，会活得更好。"听完这些，大家对她肃然起敬。难怪乎，她企业也很成功，因为真正明白事理，真正做到了郑板桥所说的"难得糊涂"之境界。

其实，我们有时何不阿Q一下呢？学会自我调侃、自我释怀呢？特别是那种较真又敏感的"好女人"，事实表明，阿Q精神是自我平衡心理的非常有效的一招。

第四法：勇于承认和面对

很多人，特别是健康出了问题，或者健康没有问题而在社会上碰到挫折的人，不敢或不能正视现实、面对现实，老是耿耿于怀。

我有个患友，内蒙古来的，身材很高大，专程跑到上海找我看病。我一号脉，问她是教师还是财务。她说："你怎么知道？我是小学校长。"我又说："凭我对你脉的判断，你是优秀的党员。"她说："我的确是自治区优秀党员，你怎么知道的？我又没有和你说过，你真的'神'了。"我说："不是我'神'了，根据脉象，你是一个极其认真的人，你这样认真，不是优秀党员谁是优秀党员呢？"她说："我真的很郁闷，我对人都很好，拼死拼活地干，我为什么会得这个病？而且很快转移了。"她是左侧乳腺癌，后又发现左锁骨淋巴转移。我说："就是因为你这么认真，拼命忘了自己，才会患癌。患了癌，又不愿意面对，才会到今天这个地步的，都是因为透支太多了，所以，你的内分泌、神经系统始终处于紧张及失调状态。"

她说："教授，这么长时间，我一直没有想明白，一直郁闷得很，你一下子把我点明白了。我一直在想，上帝为什么对我这么不公平？我为什么会患癌？而且，这么快就转移了。从没想过是因为太较真儿，长期透支太多。看来，我应该承认、接受和面对这个现实了。"

临床观察表明，很大一部分癌症患者，是在反复遭受挫折以后，纠缠于过去某个人和某件事才被癌缠上的。例如，被人背叛了，单位某领导给他穿小鞋，多年就一直纠缠在这些事情中，做什么事都不顺，后来发现患了癌症。

上海附近的吴江，我有一个老患者，她本人是医生，1996年患的肠癌，在我这里治疗后，恢复得很好。一天，她带来一个患者，介绍说这是她的小姐妹，当时才四十岁，人长得挺漂亮。被介绍的女士一句话也不说，一直哭。原来，她和她的丈夫一起打拼多年，创办了一个企业，就在企业发展得非常不错时，她突然发现她的丈夫和别的年轻女人好上了，要跟她离婚。为了怄气，她不同意。

这样折腾了三四年后，她患了乳腺癌。她真是绝望到了极点，多次想自杀，但因为心疼子女，又不忍心。最后，她终于开口了："这个女人（第三者）毁了我一辈子。"我说："你的婚姻肯定没法维持下去了，你还不如自己想明白一点。"好一番劝说后，她打消了自杀念头，愿意配合治疗。

治疗一段时间后，我建议她："别再死顶着了，否则，你看见你丈夫就会怒火丛生，产生强烈的负性情绪，对你康复不利。为了子女，也为了自己，你必须走出来。"

　　她接受了我的建议，把婚离了，在子女的支持下，控制了家中的绝大部分财产。她一方面积极治疗，一方面继续打点产业。大概半年以后，她就像换了一个人似的，气色很好。到现在，一切都维持得很好。她把这件事彻底放下后，就接手管理企业。由于她前夫是个喜欢挥霍的人，很快就没钱了，那个女人也就离开他了。

　　三五年后，她跟我说："我现在活得比我前夫好得多。"一晃，十多年过去了，她另有一番天地。来复诊时，她经常说："想想过去，我真傻，我犯得着为这些小事计较吗？我现在比他活得更好。"

　　我觉得，这才是一个"好女人"应有的态度。只有勇于接受与面对现实（哪怕是再残酷的），才能大步地告别过去，远离悲剧，走向新的生活。

第五法：活在当下

　　"活在当下"是一个时髦的说法，年轻人喜欢说。但是我觉得成年人很多地方需要向年轻人学习，他们的生活方式代表了新的时代。不是说他们都对，而是我们很多的观念的确是落伍的。活在当下，学会享受今天，学会不断地调整自己的目标，这个非常重要，而且，这目标要以短期为主，不可太高，然后再不断延伸。

　　我有一个患者，姓倪，也是同龄人，原本插队落户在黑龙江，她1998年得了乳腺癌。她说："我怎么这么倒霉，我们几年前才从外地返回上海，家庭条件刚刚好一点，我就患癌了，而且转移了（她也是左乳腺癌，左锁骨淋巴转移），你看我倒霉不倒霉？"由于当时在化疗，全身情况很差，她就问我："能不能让我再活三个月？"我说这个简单，我保证你活到今年年底。我问她为什么有这样一个愿望，她说："我现在只有一个目标，为我女儿活着。我女儿今年要考高中了，能看到她考进好的高中，我也算了了一件心事，也就满足了。"后来，她女儿如愿以偿，考上了重点高中。年底，她又问："教授，能不能再保我活三年？"我说："你是不是想看着女儿考上大学啊？"她说："是的，这是我的新目标，她考上大学，我这辈子也就安心了。"我说："我保证你太太平平活过三年。"

三年过后，女儿考上了大学。她同病房转移的乳腺癌患者也走得差不多了。有一天，她又对我说："何教授，最后一次求你，我想看到我女儿大学毕业。"就这样，她一直有目标地活着，活到了今天。现在，提起此事，她还会流泪说："当时，要不是你保证我能活着，也许我和所有的病友一样，早就九泉之下相会了！"

她就是活在当下的实例，活得不急于求成，活好今天，不过分幻想明天。

心身医学研究提示，希望是作为人的最后通路存在的，有希望，就会有动力，就会有明天，故曰："哀莫大于心死。"但这个希望又不可以定得太高，过于遥远。比如说，短期内指标一定要如何如何，肿块大小一定要怎么样，要以看得见、体会得到的感受（如活着）为目标，一步步争取，也许是最明智的。

所以，应鼓励人们不断地设定一个目标，先享受今天的生活，要从容地、理性地享受今天的生活达到了，再设定新的目标，然后，不断地延伸，不断延伸就是你光彩的生活不断延续，就是你生命的价值不断提高。

第六法：既要有信心，又不可操之过急

对此，我先讲一个著名的故事。

1965 年，美国海军上将斯托克代尔在越战时被俘，关押在河内希尔顿战俘营。作为被俘的美国最高级别将领，斯托克代尔没有受到任何优待，先后遭受了二十多次拷打，曾一度怀疑自己能否活着出去，直到八年后获释回国。与此同时，关在同一战俘营里的其他美国战俘，大都比将军年轻得多，身体状态也要好得多，却很快就死亡了。

美国学者吉姆听说这一情况后，采访将军，问道："八年时间你有很多同伴不幸遇难，为何你能熬过来？"斯托克代尔想了想："我一直渴望能活着出去，见到家人，这个愿望一直支撑着我。"

吉姆不解地问："可是那些死去的人，应该也渴望着见到亲人的啊？"并追问："那你同伴中最快死去的是哪些人呢？"斯托克代尔遗憾地答："是那些过于乐观的人，他们总盼望圣诞节就可以被特赦，可节日过后没能如愿，于是又想复活节可以，结果还没被释放。这样失望接着失望，不久后便郁郁而终。"

停顿片刻后，斯托克代尔长叹了口气，讲起发生在监狱的事。由于各自被关禁在不同的牢房，同胞们看不到彼此，于是发明了一种秘密传递信息的方式，约定相互敲墙，以敲击的节奏来代替英文字母。开始时，大家都用敲墙来鼓励对方，节奏也严格按照约定，可是没多久，就有人破坏了规矩，经常在节日前后用急促的敲击来宣泄情绪，节奏与平日大相径庭。越来越多的人烦躁地敲着，监狱里喧闹难堪，此后死去的人也日益增多。

对此，斯托克代尔总结出规律，那些刚进监狱的人，通常敲墙的节奏较为缓和，死亡概率很小，而那些被关禁时间较长的人，一旦敲墙的节奏变得急促而起伏较大，往往就将不久于人世。莫非胡乱敲击是不幸罹难的预兆？斯托克代尔惊诧于这个发现。此后，他便常提醒同胞要冷静，注意保持敲墙的节奏。他与同胞约定，每天只在相对固定时间敲墙，大家一起平和而有序地敲，这样持续了数百天后，果然，很少再有人死亡。

"有节奏地敲墙，其实是大家表达活着出去愿望的方式，如果杂乱无章，则将适得其反。"最后，斯托克代尔总结说："这是非常深刻的教训。一个人不能对未来失去信念，但千万不要盲目乐观！现实世界永远要比我们假想的更复杂残酷。"

管理学家与心理学家注意到这种现象后，思考得更为深远。采访者吉姆·柯林斯写了长期畅销的管理学专著《从优秀到卓越》，根据斯托克代尔的故事，书中提炼出了管理学著名的"斯托克代尔悖论"，亦即遇到困境既不可以丧失信心与信念，又不可盲目乐观，操之过急，而需要掌握一定的度，掌控一定的节奏，就像斯托克代尔将军主张的那样，有节奏地敲墙，既坚定地表达活着出去的愿望，避免杂乱无章，又可稳定情绪，防范因为焦躁或情绪失衡而徒生他变。

首先，在临床上我们同样观察到，那些失望、绝望或康复信心缺乏者，往往不久于人世。他们倒不一定死于癌症本身，而是死于心理危机。因为前已述及"希望"是人作为最后的生存支撑点存在的，没了这个支撑点，华佗再世亦无济于事。所以，我经常在专业培训班上对青年医师说，癌症治疗，首先是"治心"。治心的关键是给予康复的信心与信念。

其次，那些特别认真，急于康复，天天盯着指标看，天天扳指头盼康复的人，也往往多灾多难，生命不长。何也？因为他们始终处在焦躁不安的状态，这种状态同样是慢性应激。慢性应激进一步恶化了内在失调的功能，常可促使癌症转移复发。这里，也有个"斯托克代尔悖论"。因此，我们明确主张，得了癌，既要有能够康复，或者可以活下去的坚定信心与信念，但又不可操之过急，力求速效。因为癌症是种慢性病，对于慢性病，操之过急，往往欲速则不达。

第七法：及时表达情感，释放压力

心身医学呵护心身健康强调一个原则，要善于及时表达情感，不时地宣泄郁闷，释放压力。而且，这对于那些自我要求比较高的人尤其重要。

我不久前在博客上发了一篇文章，讨论了"面对癌症男女不一样"的问题，那篇文章两天的点击率就过十万，男女面对癌症，反应的确不一样。简单说，男人患癌的概率比女性高得多，这有多重因素，其中有一个因素必须重视。中国社会习惯看法强调"男子汉，有泪不轻弹"，男性不能唠唠叨叨，东家长西家短的，否则会被看作是失态、娘娘腔。相反，平时女性喜欢唠叨。社会习惯看法既不否定这一点，也不赞赏这一点。应该说，唠叨既是好习惯，也是坏习惯。唠叨可以帮助及时倾诉，那是好的，唠叨又可能滋生是非，那是负面的。

我曾经看见一对女同事在校门口聊天，等我中午回家休息时，她们还在原地聊着，站着也不觉得累。她们话这么多，也可以说是一种优势，说着说着，就起到了倾诉的作用。人是要学会倾诉的，倾诉是释放压力的一条主要途径。

学会倾诉，对释放压力、缓解郁闷、稳定情绪有好处。特别是男性，也包括那些平素善于自我克制的"好女人"，要学会倾诉，学会及时表达内心想法与情感，不时地释放自我内在压力。当然，方式方法很多，交交朋友、聊聊天、看些书，包括上网"冲浪"，还包括到大自然唱一通、哭一场都可以。其中，找朋友聊天，是最简单、最有效的，有助于抗抑郁。

临床上，"闷格子"很容易被癌症，特别是胃癌盯上。此时，最好的康复手段也许不是药物及手术，而是学会及时通过聊天等方式，随时释放内在的郁闷。

王女士是某地方大学的党委成员，平素寡言少语，干事严谨谨慎，不苟言笑，口碑不错。忽闻其患了胃癌，大家初期惊愕，很快就有了评论。她由该校的一位老朋友介绍来我处，请求给予帮助。我与她素昧平生，接触中只是感到她自我封闭的厉害，心理防线很顽强。时间一长，加上我俩对某些学科的涉猎有共同之处，沟通逐渐增多，得知她生长于单亲家庭，从小父亲要求严格，父亲学术有成，不苟言笑，在"文革"期间备受屈辱。她没有兄弟姐妹，因此从小孤独得很，很少有人可以倾诉，长大了只能以拼命努力，取得成绩来换取在社会上的立足之地。我帮她分析了疾病的起因，明确告诉她，她的病一定程度上与自己过于压抑的个性有关，她接受了我的解释。之后，我介绍她认识了一些同是胃癌的病友，男男女女，年龄都稍长于她，且都比较有文化层次。后来，据说他们经常沟通，现在她已经退休多年，偶尔网上联系，她告诉我她参加了社区的多项老年户外活动，目前忙得很，而且自我感觉癌症康复得很好。

第八法：多交朋友，取得有效的社会支持

其实，人和人的关系既决定了你的存在价值，也决定了你的精神健康状况。俗语说："朋友是最大的财富。"此话不假。从心身健康角度来看，社会支持理论认为，一个人的健康，有多个维系维度，社会关系也是重要维度之一。个人心身健康的标准，还要看他的社会适应性好不好。社会适应就靠朋友，这个朋友，不是通常意义上说的酒桌上的你好我好这类"朋友"，而是在你困难的时候，可以随时向他放心地倾诉郁闷，不担心他会耻笑你、出卖你，他可以给你一些帮助，至少可以给你一个安慰的朋友。这个很重要。

研究表明，一个人一生中，如果可以信赖、可以随时倾诉的朋友一个也没有，这个人的身心早晚要出问题，早晚要生病，这就是社会支持的量度绝对不够。一个人，有三四个可以信赖、可以倾诉的朋友，有了问题随时可以找人倾诉，很容易调整过来，这个人的社会支持的量度就达到平均值。一个人如果有六七个可以信赖、可随时倾诉的好朋友，这个人的社会支持量度都很强，即使有了波动、挫折，甚至大的风浪，一般也不会有太大的问题，因为朋友是最大的财富，大家可以帮助他渡过难关。当然，强调的是可以信赖、可以倾诉的朋友，而不是一般意义上的朋友。总之，一个人的社会支持度越高，患癌或其他很多疾病的概率就越低，即使生了病，也更容易恢复健康。确实，这个现象大家屡见不鲜，只不过还没有从理论上加以总结，"社会支持理论"则较好地解释了这一现象。大家要引起充分注意，平素积极结交真正意义上的朋友。

其实，前文所说的王女士，她之所以患了胃癌，问题就出在这里，解决了这一问题，也就比较顺利地走向了康复，过上了满意的日常生活了。

第九法：培养多种兴趣爱好

　　培养多种兴趣爱好也是调整情绪的一个重要环节，对于女性来说尤其如此。通常，女性的兴趣远不如男性那么广泛，更需要有意识地加以自我培养。我想，古代主张大家闺秀学琴棋书画，是很有道理的。年轻女性，情窦已萌，却只能深居大宅，守在闺房，没有兴趣爱好，肯定生理上、心理上是要出问题的。古医案中，大家闺秀们常常月经失调，患上痨病（如林黛玉），虚损不已等，其实很可能是郁闷、抑郁所致，鼓励琴棋书画，其实是培养各种兴趣，帮助建立各种宣泄途径及通道。有研究表明，今天退休的老同志，兴趣广泛的，活得好一点，没有兴趣爱好的，只能老两口你看着我，我看着你，早晚要郁闷致病的。为什么退休两三年后是疾病高发期，一大因素就在于此。因此，谁都需要培养多种兴趣爱好，兴趣爱好越多，心身就越健康。

　　兴趣爱好既是宣泄郁闷的通路（泄洪道），也是支撑心身和谐的支架！这种通路与支架越多，越容易健康，只要别太过分，别玩物丧志即可。

　　兴趣爱好不仅可以帮助我们守住健康，而且患了癌症还可以促进康复。这样的实例太多太多了。试举一二例说明之。

　　张翼，1997年查出晚期肠癌，手术后复发，医生断定他只能再活六十天，他腹痛得苦不欲生，想自杀，没有成功。而后，在夫人鼓励下，他以学习微刻来止痛，因为微刻时精神高度集中，可一定程度转移疼痛感受。没想到的是，这居然帮助他逃脱了死亡恶魔的纠缠。他三十多天刻完王勃的《滕王阁序》后，不仅没有死，疼痛似乎还有所缓解。从此，他走上了微刻的"不归路"，刻出了四部经典，刻成了世界名人，刻就了抗癌明星，变绝对不可能为实实在在的可能。后来居然完全康复了。

一位姚姓的女士，1996 年患的是恶性平滑肌肉瘤，找我之前的两年内，复发了三次，做了四次手术，当时还没有靶向药物，她开始用中医药。她爱好做纸花，最初做纸花只是为了变卖换点小钱，贴补治病亏空的经济，没想到居然上了瘾，从此一发不可收，成了日夜所好，还出了点小名气。她也优哉游哉，活到了今天，屈指一数，已是十七个年头了，绝对是奇迹。而且，从那以后，她再没有复发过，自然，手术等也就全免了。

同样，姚姓的泽东老师，是中学美术教师，2006 年确诊为晚期胰腺癌，没法手术，化疗、放疗都没有做，由于有阻塞性黄疸，装了个支架，找我寻求中医药调整。一晃，两三年过去了，恢复得不错。他生性爱好写生，想满足写生欲望，因其大病，夫人不予应允，与我商量，我则极力鼓励。拗不过我们俩，夫人只能答应。从此，他风雨无阻，背上写生夹，天天写生，乐此不疲。不久，因为康复良好，我建议他把支架取了出来。医生惊讶，从未见过装进去的支架还能够取出来，他取出支架又过了十年，一切皆好，唯独人黑黝黝的，日晒雨淋之故也。他患晚期胰腺癌后已经活过了十三年了。

于女士，抗癌新明星，卵巢癌肝转移，化疗效果欠佳，受不了，只能放弃。回家后，一方面在我处接受中医药治疗，一方面发奋写书，当时估计书没法写完，关照他人帮忙续写。《活着就要努力绽放》出版了，她化疗时居高不下的 CA-125 指标下来了，令人不可思议地完全正常了，而且肝内肿块液化了，没有活性了。最近因为累，她指标有点小波动，她又开始写第二部书了。我相信，写书还能够帮助她控制指标。

还有两位胰腺癌患者，都是领导，都没法做根治手术，放化疗也只能够做到一半（一位压根没有做）。他们都迷上了高尔夫，天天泡在球场上，一位居然已经能与美国高手打平手。六七年过去了，他俩身体都越来越好，指标也完全正常了。有一位说，只要一天不打球，就浑身不舒服。可见，他们不仅从病中康复了，而且真正迷上了高尔夫运动。

何以兴趣爱好可以愈疾？其实，答案早已有了，《黄帝内经》中的"移易情性"就具有这类旨趣。微刻、写书、打高尔夫等只是一种形式，从精神心理治疗学角度来看，兴趣疗法的本质特点是种"转移疗法"，把对疾病的高度关注，转移到其他事情上面去了，而且执着不已。这正是体现了"转移疗法"的本质。

说兴趣爱好等能够直接治疗各种疾病，似乎有点牵强。但很多情况下它的确很有保健意义，甚或是癌症不可或缺的配合性康复措施。

第十法："智者康"与读好书

古人曰"智者康"，经常读些好书有助于稳定情绪，长寿健康。例如，在古代，"人生七十古来稀"，在那时能够活到五十多岁已够可以了，六十岁算长寿了。但孔子达七十三岁，孟子八十四岁寿终，墨子寿长九十二岁，孙思邈高寿则有多种说法，从一百零一岁到一百六十岁都有，柳公权高达八十八岁，陆游则活到八十五岁，乾隆皇帝终于八十九岁，都称得上是超乎寻常的寿星了。归纳原因，人们往往认为"智者康""仁者寿"。

之所以要读书，是因为书是智者描绘的另一个新世界，它会使你眼界开阔，不再计较眼前的琐事，而且可以给你健康常识，或者说，至少可以转移你对死亡及疾病的过分注意力。

当然，现在的书，杂七杂八的太多，里面有很多太杂乱，甚至胡说八道的，我不主张大家去读这类书，建议大家读好书。

我的《癌症只是慢性病》，说不上是本好书，因为它是笔者临证有感而写，并非专门认真所作，但它却传递了一个重要的正确信息，癌症并不可怕，它只是一类慢性病。因此，该书不仅接连获得诸项大奖，而且许多患者视为枕边书，有助于他们从忐忑不安中解脱出来，建议大家读一读。

我愿意推荐的是诸如《相约星期二》（阿尔博姆）、《把心安顿好》（周国平）、《生命的不可思议》（胡因梦）、《我的死亡谁做主》（罗点点）、《向死而生》（贝克勒）、《超越死亡》（威尔伯）和我为肿瘤患者写的，广受好评，也得到多个奖项的《大病之后才明白——透过癌症悟人生》等，特别是星云法师等的佛家大作，这些往往能够让人们领悟生命的真谛，更智慧地面对生老病死。

有个真实的故事。某病区一个年轻女患者，患的是乳腺癌，伴左锁骨上淋巴转移，手术前还有人来看望，术后便一直孤单一人，整天不说一句话。同房间另一床是位老太，患的是肠癌，术区时常疼痛，晚上经常痛醒，只见那女孩以泪洗面，问她，一语不发。老太嘱咐陪床的老头多多留意，多加关照。第二天一早，老头从枕头底下拿出一本书，送给女孩看，女孩也没有拒绝。

当天晚上，只听见女孩那边的翻书声一夜未停，且抽泣声不断。第三天，女孩破天荒地一早起床了，跑到老太床前，跪着说了声"谢谢"，便痛哭起来。原来，她是外地来的大学毕业生，刚刚在该城市找到工作，谈的男朋友见她患癌了，来看过她一两次后，便不辞而别。她也已得知自己乳腺癌有转移，家里穷，又在外地，不敢告知家人，说了也没有用，因为家里没有钱，她彻底失望了，原本计划在这一两天结束自己的生命，正在考虑用哪种方法痛苦少一点时，老太的关注，让她有了一丝希望。看了这本书，她突然感到，自己命不至死，何必如此了断自己，想想年迈的父母亲对自己的期望，她坚定了一定要活下去的信念，并特意答谢老两口在关键时刻的搭救之恩。后面的故事就不说了，她现在成了一位癌症康复志愿者，也找到了新的工作。而那本书就是《癌症只是慢性病》，因为获悉了对癌症的正确认识，她从绝望中走了出来。故"智者康"，并非虚语。

第十一法：学会慢生活

前已述及，快节奏是致癌的元凶之一。因此，守住健康就需要快慢有度，适度放慢自己的生活节奏，特别是健康已经有点问题的人，比如癌症患者更应该给自己找一个充足的理由，上帝给了我放慢的理由，我应该慢节奏地享受生活。当然，适度的慢节奏，同时也应该做生活的"减法"。我们有一个口号：减法生活，储存明天，储存健康。

在德国，清晨六点就可听到上班族车轮滚滚的声音，但地中海沿岸，八点半刚从面包店买来早餐的家庭不在少数。特别是晚餐，人们会花很大心思加以安排，一切都很讲究，很有情趣。大家坐下来一吃就是几个小时，从开胃菜到汤到主菜到甜品，一道一道悠着点地上，喝的必定是葡萄酒。有些慢餐厅，还有娱乐项目，很多慢生活爱好者在这里一坐就是一整天。

希腊长寿岛以"慢"为秘诀。希腊地中海的一些岛屿被誉为"长寿之乡"，以百岁居民多为傲。他们的长寿秘诀之一就是慢吃，而且是吃自产的传统食物，定时定量，享受着慢生活带来的快乐与长寿。

"世界五大长寿之乡"包括中国广西的巴马、中国新疆的和田、格鲁吉亚的外高加索、巴基斯坦的罕萨、厄瓜多尔的比尔卡班巴。研究都表明，当地人们的长寿均与慢生活、享受生活情趣息息相关。

　　我年轻时也是拼命三郎，因此，三十岁出头就是上海市劳动模范。我的女儿在海外学习，工作多年，她回来就问我："爸，你的生活中除了工作以外，就没有其他事情？"我觉得她问得对，所以，我开始思考这一问题。大家都应该思考这一问题，特别是身体已经有了一点偏差，患了肿瘤或得过肿瘤的人，就更需要学会放慢工作、生活节奏，否则，问题会越来越严重。

第十二法：了解生命的周期性变化

　　"智者康"也包括了解生命常识，以免因为误解而徒生不测。

　　临床上，许多患者的情绪波动并没有多少事实依据，有时候只是源于一些误解，最常见的就是不少人老为一些周期性的生理、心理变化而焦虑不安。因此，我们强调，每个人生理、心理、情绪、睡眠、饮食、体力等都会有周期性波折，有一段时间情绪好一点，有一段时间情绪差一点，体力、睡眠等都这样，就像天有晴雨、月有盈亏一样，很正常。大家也知道，月经就有周期性变化。

　　所以，要明白无误地告诉众人，这是正常规律，不必大惊小怪。只是你在低谷时，要这样自我安慰，这只是我的生理低谷，休整休整，很快会走出去！在高潮时，则又要学会快乐地享受生活和尽可能地创造性工作。切不可低潮时自我埋怨，高潮时自我放纵。

第十三法：投人以松，回馈以弛

　　对追求完美、敏感多疑的人，我建议学会给别人适度的宽松，包括给子女、家属、同事、部下等松松绑，让他们宽松宽松。给别人宽松氛围，也常可以回馈自己一个松弛的机会。今天的身心健康问题，关键是压力、紧张、挫折，弦绷得太紧了。所以，要学会通过给别人宽松，来协调整个工作氛围。

我在上海市委党校双休讲堂给 1000 多个处级干部讲健康时，提出了上述观点，下面掌声一片。当时我猜测，他们想的也许就是，何老师你说得对，最好局长给我宽松一点的环境。那么，你们有没有想过，也给你们手下的科长宽松一点的环境？

作为父母，你有没有想过，也应该给子女宽松一点的环境？给他们松松绑？我发现很多家长，常对子女要求苛刻，美其名曰："为的是他们的未来。"但事实上，往往只会导致父母子女之间的关系紧张，你老是要求他这样那样，什么应该做，什么不能做，你对他要求越严，他对你要么不听不从，十分冷淡，要么阳奉阴违，私下反抗。这又反过来加剧了你自己的紧张状态。为什么不换一种方法，给他们适度的松弛？因为每个人头顶都有自己的一片蓝天，你给他适度松松绑，也许，很快他就回报你一个顺从加努力，让你得到从容与松弛。那既是一种生活情趣及享受，也是对你健康的一种很好的调节，何乐而不为呢？

可见，投人以松，回馈以弛。家庭及工作氛围的宽松环境，需要每一个人自己来营造，这个不仅仅涉及人际关系，也能确保你的身心健康。

第十四法：注重人文环境的呵护

我们现在已经开始注重自然环境，但还远远没有注意到人文环境同样重要。

什么是人文环境？具体说，就是你的家庭、工作单位、社交圈的人际关系小氛围。如果这个小氛围能够宽松、和谐，那么，你就生活在相对轻松、和谐、协调的氛围中，你的心身功能可能就更容易平和些、顺畅些，就离偏差及心身病态更远一些。

我讲个简单的事例。我原来是上海某大学附中的，1998 年我被该大学聘为他们教授癌症俱乐部的顾问。我当时好奇地问该俱乐部的会长，我说："教授癌症俱乐部是不是一定要教授才能参加？"他说："对啊，不是教授不能参加！"我说："你们会员一共有多少？"他说："有 286 个会员"。

我印象很深，当时我惊呆了！那时是 20 世纪 90 年代末，我问贵校一共有多少教授、副教授，包括在职的、退休的。他回答说，不到一千个。

我给他算一下："照你这个说法，不到一千个教授，就有 286 个人患癌了？"

回答是确实如此。我当时很纳闷。同济、交大、复旦，包括我们学校，都没有这么高，这个比例也高得太离谱了。

后来，我经过深入了解，解开了这个疑团。我对他们学校比较熟，是一个纯文科大学。那个时候，整个社会对文科并不重视，而历史至今，中国文人又一直"相轻"，相互间彼此蔑视，再加上当时社会给文科创造的机会也太少，只有一点点机会，要么上课，要么写书。而理科、工科、医科呢？可以接课题，可以搞设计，可以看门诊，可以做星期天工程师，机会多多。所以，在文科独木桥上，只有你挤压我，我排斥你。那时候，搞文科的，除了论文，就是写书，就是上课，那个时候写书没这么好写，很难出版。上个课，才多少钱？故当时该大学同级教授的工资比我们低多了，人际关系也比我们复杂多了。这样下来，文科单位员工的癌症高发，就不难理解了。

其实，这非常典型。我们可以看到，某个单位癌症高发的，除了生活方式不当外，一定就是人文环境出了问题。这就是人文环境问题。鉴于此，我们呼吁不仅仅要关注自然环境，同时还需注重人文环境的呵护及改善。

而人文环境的改变及改善，应该从现在就开始，应该从每个人自己做起，从你的家庭小环境开始，从你的办公室小环境开始，注重小节，这样大家都可以活得很轻松、很滋润，从而很愉悦，心身很健康。

第十五法：建立多条"疏泄"通道

研究表明，建立通畅的"疏泄"通道，对心身健康的维护，非常重要。

通畅的"疏泄"通道涉及很广，包括多交朋友、多培养兴趣爱好，建立多元的人生目标，学会及时享受生活等。及时享受生活不是乱来，而是会享受生活！一个健康的社会，应该是每个人都能享受到快感的社会，享受快感不仅仅是你当时的一种体验上的快感，对你的心身紧张也是一种松弛，对你的心身健康也是一种增进。

"疏泄"通道还涉及学会及时表达情感。爱与被爱都是一种能力，需要及时表达，愤怒抑郁等负面情绪也需要及时释放，该怒就怒，不能憋在心里。中国古代医学家张景岳说过一句很著名的话，意思就是你有不满可以说出来，及时说出来就算了。应该说"喜怒忧思悲恐惊"是人生的多种调味品，相互制衡，相互协调，彼此消长，可以达到心绪平和，心身和谐。早年，日本一些大的企业曾经创造了"发泄室"，让员工心情不畅时可以到里面尽情地打骂发泄。东方人热衷的迪斯科、卡拉 OK 等，都是发泄（疏泄）的通道及方法。

每个人都有自己的排遣郁闷的最佳方式和方法，"疏泄"通道可以各自创造，首先，你要意识到这一问题的重要性，从而善于加以排遣。

注释《黄帝内经》的王冰说过："人之为病，非天降之，人自为之！"人有很多病，不是自然因素造成的，而是自己的不良行为造成的恶果。通过通畅的"疏泄"通道，我们至少可以减少许多因为压力、压抑、郁闷所导致的健康问题。

第十六法：秋冬天多晒太阳

我看过的一份材料说，广东人的健康状态（特别是肺病的情况）和广东每年阴霾天发生天数的增加，是呈高度正比的。

现在，一方面蓝天的天数越来越少了，另一方面，现代人类有意无意，躲在人造的环境中，逃离了自然，过着冬天穿单衣、夏天穿棉袄的"反季节"生活，因为空调冷气开得太大了。但别忘了，人是自然进化的产物，如此一来，尽管暂时舒适了，可祸根却埋下了。有研究提示，这种不适宜自然的生活，或者说"反季节"的活法，是我们健康的一大隐患。躲在家中，逃离自然，一大隐患就是抑郁、焦虑、失眠会大大增加，抵抗力大为削弱。更有研究证明，多晒太阳（特别是秋冬天），是增进健康、稳定睡眠、稳定情绪的好办法，还可以帮助抗抑郁。我们今天的太阳越来越珍贵了，开玩笑地说，也许以后要到飞机上才能看见蓝天白云了。

故一旦出现蓝天白云，别忘了趁机会出去走走，多晒晒太阳，尤其是秋冬天。

如果没有蓝天白云，心理学家告诫说：屋内的灯光尽量开得亮一些，也可以权作补充。

第十七法：适度的户外活动

今天的人，脑力劳动越来越多，精神压力越来越大，但是和自然界的亲近却越来越少，故今天要多做适量的户外活动。有太阳就多利用，没有太阳，只要阴霾天不很严重，也要经常外出，散散步，活动活动，这是最简单有效的心身保健措施。散步的时候你就轻松了，还可以减肥，调整情绪，改善抑郁等。

今天,肥胖是很多病的元凶,包括癌症。国际抗癌联盟说:"酗酒和肥胖是癌症的元凶!"活动至少可以减少肥胖发生的概率,也可以帮助调节情绪。美国癌症学会和国家癌症研究所近日联合发布报告称:"哪怕最微小的活动,比如一边看电视一边举饮料罐,对癌症患者都是有益的!"据美联社报道,美国《国家癌症研究院杂志》(JNCI)近期则撰文指出:"运动应成为癌症标准治疗的一部分,同样也是防范癌症的重要一环。"

在对付癌症过程中,不论医生还是患者,关注的都只是能不能手术,有没有更好的药物,很少有临床医生开出诊断的同时,给过患者"运动处方"或是锻炼方面的建议。在美国《国家癌症研究院杂志》的一份综述中,作者纳入了 1950 ~ 2011 年 45 个相关的独立研究结果,获得了这样的结论:体能锻炼可以促使肿瘤患者的死亡率下降,包括乳腺癌、结肠癌的死亡率,以及导致所有癌症的总体死亡人数下降。

原因是这篇综述的作者发现,锻炼可以使患者在多个指标上获益,包括胰岛素水平、炎症相关的分子等。此外,运动还可能增强患者免疫力,改善细胞缺氧情况,而细胞缺氧也是促进癌症发展的重要因素。

的确,体能锻炼可改善血液循环,使人体吸氧量增多,增加人体免疫细胞,强化免疫功能,经常锻炼的人不容易生病(包括患癌)也是这个道理。我曾在江苏南通做过一个样本调查,发现经常参加体能锻炼的患者,五年生存率与生存质量均有所提高。但我们不建议肿瘤患者从事剧烈运动，而只是推荐长期的、轻中强度的有氧运动，如慢跑、爬山、打太极拳、游泳等，运动时间要保持在每周三次以上，每次至少三十分钟，或是每周四次，每次至少二十分钟。同时，不要让自己感觉太劳累。

第十八法：调整生活环境或节奏

必要时脱离工作一段时间，或暂时改变一下生活环境及节奏，也可以看作是一种有效的治病方法，包括治疗躯体不适，包括改善情绪不良。

金元时期著名医师朱丹溪有一个案例很有意思。陈状元与其弟弟同时寒窗苦读多年，他考中了状元，弟弟却一无所成。不久，他荣归故里，显赫得很，弟弟却因此病倒了，患的是虚损，找了多位名医皆无效，只能远道到浙中，找朱丹溪求治。丹溪看了后，开了方药，同时特别叮咛陈状元，回去找个好地方，离家稍微远一点，环境及条件要好，让弟弟住进新住处。状元遵嘱，弟弟服药后不久，果真大有起色。其实，这既是环境疗法，也寓有心理疗法意蕴。丹溪肯定洞察了其弟之病，不是单纯的虚损，自有失落、郁闷等心因存在，故综合兼顾，所以效果良好。

我们在治疗中也经常仿此意而提示患者注重改善生活工作环境或节奏。比如，某大学办公室主任患了卵巢癌，因为过分劳累，就建议她换一份工作，后来她调到了信访办，悠闲多了，病情也有所好转。某省城市府秘书长患胃癌，也是太累的因素，建议他复职后一定换岗位，他平调到编制办。有位大学女教师，两次患上乳腺癌，我了解到她不太善于处理人际关系，建议她换换工作，找那种可独自操作性质的，于是她去了出版社当了编辑。

改变环境很重要。北方多数地区冬天又冷又干，对于经济条件好一点的，我极力鼓动他们去三亚。有很多患者遵从我的建议，像候鸟一样，冬去夏回。有位女作家，原本有哮喘，患的是卵巢癌肺转移，生活在沈阳，一近冬天咳喘厉害，只能一半时间在医院里待着，现在年年候鸟般地飞来飞去，身体状态比生病前还要好。中华医学会心身医学分会的前任会长刘教授，2006年确诊为胰腺癌晚期，没法手术、放化疗，只是装了个支架（因为出现了"阻塞性黄疸"），来我处寻求中医药调整，每年十月份去海南，来年四五月份回北方。熟识的人都知道，他原本哮喘厉害，冬天几乎是在医院度过。这几年大好，冬天还常下海，胰腺癌良好控制达整七年，而且，哮喘也控制住了。

改善环境还包括简单的土方法改变湿度等。冬天中国大多数地方干冷，对常人来说也许无所谓，但对癌症患者来说，可能是要命的（特别是肺癌患者），至少会增加不适。为此，改善的方法很简单，用加湿器，让环境的相对湿度维持在60%上下。很多患者因此而症状大有缓解。

有一个案例值得一提。某老年主妇，患了卵巢癌，治疗期间老伴因太着急了，死于心梗，先她而去。她术后回到家，天天看着老伴的遗像啼哭不止，欲放弃治疗。怎么办？与家人商量，先去女儿家住一段时间，后续治疗期间就不让其回原来的家。约半年后，把原来家中容易触景生情的布置，完全改了，以免她再次陷入困境，如此，效果不错。老太现在八十有余，优哉游哉，活得不错。

锦囊六：何裕民养心法

今天的世界很精彩，今天的人们很无奈。今天的科技很发达，今天的人们病很多。怎么办？何裕民教你养心法。

第一法：安顿好心，是保健的首则

心的浮躁，百病之源。2013 年 1 月 9 号，美国半官方公布了美国健康总体评估：在十六个发达国家中，美国用在医疗保健上的费用最高，每年人均 8700 美元，占 GDP 的 17.9%（欧盟平均占 8%），但美国期望寿命最短，综合的健康状态最差，这是为什么呢？

美国资深的社会学老教授莫里·施瓦茨，二十多年前对美国现状的批评至今振聋发聩："我们并没有真正地体验世界，我们处于一种浑浑噩噩的状态，做着自以为该做的事。"因此，在歧途上越走越远，陷入了包括上述在内的诸多困境。

追求过多，把"想要的"变成了"需要的"。由于价值观的误导，事实上每个人真实的需要被掩盖了。"想要的"变成了"需要的"，"奢望"变成了基础性愿望。今天人们拼命"想要的"，多数是左顾右盼别人之后，盲目攀比得出来的，其实并非真正所需要。

　　明明保证营养足够了，但所谓"饮食文化"却把这种实际需要，演化到了山珍海味，明明只求舒适安居，但"装潢文化"却把这种需要异化为宫殿般的奢侈追求。于是，大家都像参加马拉松比赛那样跑得气喘吁吁，为所谓的美好理想奔波着、忙碌着，由此带来的压力，远超自身需要，也超过了享受本身。

　　莫里尖锐地说："拥有得越多越好，钱越多越好，财富越多越好，商业行为也是越多越好。越多越好，我们反复地对别人这么说，别人又反复地对我们这么说，一遍又一遍，直到人人都认为这是真理，大多数人会受它的迷惑而失去自己的判断能力。"这个社会在"想要什么"和"需要什么"这个问题上是很感困惑的，原本你只需要能饱腹的馒头和白菜等基础食物，而你想要的却是能解馋的蛋糕和巧克力。很多社会及健康问题，都是因为"想要"变成了"需要"所带来的，癌症患病率快速飙升，过劳死频繁出现，抑郁大行其道，多少都与此有关。

　　活出生命的本原意义。这个问题同样值得今天的中国人好好反思，尤其是"好女人"们，今天我们真的是在生命的本原意义上活着吗？

　　为什么中国在经济发展后，各种慢性病，特别是癌症患病率开始飙升？这显然与我们的浮躁及过多的奢望相关。过去经济不发达，我们"想要"的无非是吃饱，白菜豆腐馒头令人饱腹而满足，很好地解决了营养"需要"，且那个时候人们也没有肉蛋奶的过量补充。所以，很少见到高血压、高血糖、癌症的肆虐。现在，肉蛋奶，甚至蛋糕冰激凌变成了"基本需要"，进入了每天生活，"想要"变成了"需要"，各种疾病就接踵而至。

其实，汽车洋房、宝马奔驰并不能给你带来快感与安宁，人们树立了错误的价值观，从而对生活产生了一种幻想破灭的失落感。这才是今天人类，包括肿瘤患者，普遍困惑与烦恼所在。

我的患者中身家数亿、身居要职的太多，其中不少人生了病后往往会困惑："我从前追求的究竟是什么？"他们生病后才意识到，自己之前挣到的万贯家财，没能让他们逃脱生病住院的结局，所不同的是，他们住的是头等病房。但是，再"头等"也只是病房，"头等病房"并不能保证健康康复。

我有个浙江患者，是位在当地十分著名的房地产商。他平素对人吝啬，积累了很多财富，自己治疗过程中，对家人也比较苛刻，也不是特别配合医生。因此，直到病重，他还不太知情，并很少有人探视，因为人人都畏惧他。实际上，他虽然有钱，但并没有接受到很好的治疗。

临死前几天，他预感情况不好，一口气烧掉二十多万现金。临终前的最后一两天一语不发，拒绝所有人探视，据说是家属怕他发钱给探视者。最后，他提出了个古怪的要求，出殡那天要沿着他所创造的企业和楼盘走上一圈。

我想，他当时可能就在后悔"我身有亿万，又有什么意思呢"，他死后尸骨没凉，儿子就为财产大打出手，企业则面临着官司，熟悉者无不唏嘘。

据说，反腐教育和地方干部培训，常常会去三个地方——火葬场、医院和监狱。

去过火葬场后，人们会觉得活着真好，真幸运，活着就够了，还为恩呀怨呀，争什么呀。去过医院后，人们觉得，健康真好，真幸运，健康就够了。去过监狱的人，觉得自由最好，钱多钱少都无所谓了。

其实，人的需求简单地概括，只有这三点：活着，健康，自由。

欲望太多了，人就劳累，就要累倒，就可能患癌。欲望太高了，人就贪婪，就可能犯法，就可能失去自由。

心宁静，则五脏六腑皆安。中医学一直强调："心者，五脏六腑之大主也。""心为君主之官，主明则下安，主不明则十二官危！"可见，安顿好心，是保健的首要原则。

那么，如何安顿好心呢？星云大师《修好这颗心》一书，重点谈了如何"修心"问题，大师认为："所谓修心，就是为心找一个可以安顿之处。"

"心安住在哪里呢？"大师诘问道。安住在钱财上，它可能失去；安住在情感上，它可能变化；安住在荣耀上，它可能不长久。因此，大师推出："佛陀教我们安住在禅定上，所谓'以定安住，一切皆定'。禅的世界，充满洒脱、自在、活泼；禅的风光，可以与宇宙天地永恒并存。"

何谓"禅定"？此乃佛教词，不执着一切境界相是为禅，内不动其心是为定。简单说，佛教修行者能摄守散乱心，专注一境，即所谓禅定，这是修佛法者的一种调心方法，目的是净化心灵，锻炼智慧，以进入诸法真相的境界。

对于普罗大众，佛教及禅定毕竟比较陌生、遥远，我们在日常生活中又究竟应该把心安顿在什么地方？

让生活回归简单。我们倡导：让生活回归简单，才能安顿好心。人要回到原点，才能轻松自在。

要着眼于当下，着眼于今天明天。人不应该一直缅怀过去，否则会愈来愈消沉。要学会让自己重新"归零"，把从前的记忆全部抛开，不要耿耿于怀于过去，而只是乐对当下与未来。这样，心才能宁静。

要学会适应与改变。因为时势比人强，天在变，社会在快速发展，过去很多天经地义的事，可能现在落伍了、不适应了，应该学会适度与时俱进，学会适应与改变。在这过程中应该学会原谅自己，与自己讲和，同时，也应该学会原谅别人。须知，记恨和固执都是毫无意义的，只能徒生苦恼与烦躁。

下山也许更快乐。由于时势在变，且年龄不饶人，也许你还生了病，因此，有时"下山也许更快乐"，要注意调整好自己的角色。

要自我调整好角色。不管以前是管别人的，主持工作的，还是一家之主的，在家说了算的，现在都应转向以保命为主，应坦承自己的现状，做现在自己身体和心理允许做的"角色"，且要做好几个转变：①从过去的角色，向患者角色转化。②从过去的"革命"为重点向"保命"为中心转变。③从过去往往"较真"性急，到善于妥协，慢节奏转变。因此，学会和做好自我角色转变，这一点对所有的患者都非常重要。

第二法：能讲和者，心则安

我有个老患者，是上海某化工集团的总工程师，享受国家级高工的待遇，他七十多岁时因为小便淋漓查出了前列腺癌。中西医结合治疗的效果不错，控制得很好。他平素身体好，经常活动，因为患了前列腺癌，领导安排他从第一线上退了下来，在我处治疗很长时间后，我们建立了比较深厚的感情。

有一天，患者相对少，他跟我聊开了。他说："唉，我就像古书里说的'飞鸟尽，良弓藏'，我被他们给挤掉了，他们新提拔了一个五十多岁的总工，我现在没什么事情可干，但我精神很好，还可以做很多事情。"

当时，我跟他说："你已经七十多岁了，你要发挥余热当然可以，人总有上山和下山的时候，人生就是一个不断得到又不断失去的过程，你必须面对现实。"

他又唉声叹气地说："我孩子还小，现在孩子买房子也很困难，原来我还可以补贴补贴他。"

我开导他说："其实，你忙了一辈子，整整工作五十年了。你有没有闲下来过，好好去欣赏欣赏大好河山？其实，你该放开手脚让孩子们自己去创造，你的父母也没有给你留下什么东西啊。有句古话叫下得山的更是英雄，你总有退下来的时候。

现在对你应该看作是种照顾，安排得很好。"

我又告诉他，就算你现在工资较高，那又算什么呢？几年前，几百块算高工资了，现在呢？还是该让子女自己去奋斗吧。

也许是我的开导有了作用，也许是他自己想开了，两三周后，他来告诉我："教授，我要离开一段时间，要旅游去了。"

然后，他优哉游哉地生活，患癌后已经活了十多年，现在他来看病的时候少了，而且他的生活很充实。

因此，退一步未尝不是英雄。这就是讲和，和命运、和境遇讲和。

日本很多高管退休后选择了自杀，这其实就是文化误导的原因。只讲究上山，不考虑下山，不甘心讲和，是错误的。

莫里教授临终前反复对他的学生说："要学会跟自己和解，跟你周围的人和解。"他认为，"学会讲和"不仅仅体现了智慧、包容，而且也是生命的本来意义之一，而且讲和不是向平庸倒退，而是一种至高的境界。

其实，所谓讲和，体现了一种和谐精神，一种讲究适应与调适的生活智慧与境界。善于讲和者，心容易平静安宁，容易安顿好，身体亦容易康健。

首先，学会与自己讲和。学会调整好自己的角色，"下山的者更是英雄"等，这些话都是在跟自己讲和，最核心的是理解生命的意义所在，以及自己的真正需求、自己的真正价值所在。

其次，学会与生活讲和。很多人没有意识到这一点，总是一味地追求着许多虚无缥缈的身外之物，乐此不疲，不仅虚度光阴，而且不断透支着生命与健康，至死不悟，殊是可悲。

与生活讲和就一定涉及与疾病及死亡讲和。其实，一些疾病（包括某些癌症）很多情况下是生命过程的一个必经环节，比如说老年男性的前列腺癌，老年人的心血管疾病，许多退行性病变等。对此，汲汲于攻击、征服，结果只能是两败俱伤，徒增痛苦，且缩短寿限。而学会讲和，学会与某些疾病，包括癌症和平共处，相安无事，何尝不是一种成功，一种智慧，一种大度又超脱的双赢境界？"死亡是一种自然，人平常总觉得自己高于自然，其实只是自然的一部分罢了。那么，就在自己的怀抱里讲和吧。"特别是当人们"在死亡面前真正懂得了与生活讲和，这简直是一个充满哲理的审美现场"。

临床上，我发现很多人，患癌后还是不善于讲和，还是深陷于过去那些促使他患癌的个性和生活方式。

不久前，我的一位患者，由女儿陪她来门诊。她先是患了胃癌，不久又患了乳腺癌，这次因为患了甲状腺癌来求诊。我了解到她的工作并不繁重，我发现她在看病过程中，还在关照她的女儿怎么带好她的外孙，说她女儿不管什么事情都做不好，然后说她自己这一辈子很累、很苦，什么都要管，什么都必须亲自来，不然就不行。我当时开玩笑地说："你自己想一想，离了你，这个地球还转不转？没了你，你的女儿就没法生活下去了？你的母亲也是这样对你的吗？"她笑了笑，说："我现在做不到，事无巨细，我都放不开。"我就建议她首先学会讲和，讲和不仅是种智慧，更有助于你的健康，要想自己身体好，不能仅仅依赖于药物，更要学会讲和。

第三法：学会正确看世界

临床上，我遇到很多这样的人，特别是女性肿瘤患者，天天有消解不完的郁闷——今天这个不好，明天那个又有问题。看似非常有理，其实大可不必。客观上，人每天的确都要碰到许多事情，碰到的不都是顺心的事情，毕竟是现实社会，世界很无奈，问题就在于你怎么去看，怎么去思考。

前段时期，我提过"半杯水"效应。同样拥有"半杯水"，某人看了很满足："啊，我还有这么多水吗？"某人看了很伤感："咦，我怎么只有这一点点水了？"

你说谁对谁错？问题只是在于你怎么去看，要求有多高。

我现在讲个故事，和大家分享。某老太有两个儿子，一个卖布鞋的，一个卖雨伞的。老太一看天阴了，就时时在想，我那个卖鞋的儿子可怎么办呢？今天生意肯定不好。一看到天晴了，她又在想，我那个卖伞的儿子怎么办？他今天生意肯定不好，日子怎么过。因此，她天天处在焦虑之中，身体状况越来越差。

然后，人们给她引荐了一位智者。智者和她说："其实，你换过来想一下，一看到天晴就想：我卖鞋的儿子今天生意肯定很好，一看到天阴了就想：我卖伞的儿子今天生意一定不错，那你不是天天开心吗？"老太破涕为笑。

其实，世界不正是这样吗？同样的事情，就看你怎么去解读了，怎么去理解了。这个世界对大家都是一样的，为什么有的人很快乐，有的人很不快乐呢？其中一个问题就在于你用什么眼光去看待这个世界。烦恼往往就在于你过多的、不必要的求索与无谓的思考。

就像前面说的"半杯水"效应，这其实是个很简单的道理。可惜，很多人习惯从悲伤、消极的方面去思考，总是只看阴暗面，整个世界、整个现实在他眼里就变得很灰暗。如果换个角度，从阳光方面去思考，从好的角度去理解，就会觉得这个世界充满阳光，自己就会满怀希望。

临床上，很多女性癌症患者拿着指标给我看，往往都是这个特点，她对一连串改善了的指标不重视，好的她都忽略了，看到的只是某个稍微升高一点的指数，对于这点耿耿于怀，不断追问为什么，少数指标的升高就变成了天大的事，心里能踏实吗？就像我刚才说的那位老太，卖鞋还是卖伞，天晴和天阴都有她纠结的原因。

著名作家史铁生因为瘫痪卧床，身体逐渐衰弱，肺部感染，经常发热，为此他写过一句话："刚坐上轮椅时，我老想，不能直立行走，岂非把人的特点丢了？便觉天昏地暗。等到又生出褥疮，一连数日只能歪七扭八地躺着，才看见端坐的日子其实多么晴朗。终于醒悟：其实每时每刻我们都是幸运的，因为任何灾难的前面都可能再加一个'更'字。"

是的，其实每个灾难，每次不顺利的前面，原本还有个"更"字呢。原本你该遇到的是个更加不通情达理的上司，原本你供职的机构比现在还要差。想想这些，你就能心怀侥幸，知道感恩、知足了。

须知，"世界只是你眼中的映像"，你怎么看待这个世界，这个世界就怎么对待你。有人说这是基本的哲学原理，我完全赞同，至少，我自己对此是信奉。

第四法：善于寻找"舍得"之秘

舍得，是中国的生存大智慧。有本书中提到："舍得，是一种豁达；舍得，对心境是一种放松，是一种滋润，它驱散了乌云，清扫了心房；有了它，人生才能有从容坦然的心境，生活才会阳光灿烂。"

诚如该书所言："人生有得就有失，得就是失，失就是得。所以人生最高的境界应该是无得无失，但人们都是患得患失，未得患失，既得患失，明智的做法是要学会舍得。舍得是一种境界，大弃大得，小弃小得，不弃不得。"正是因为汲汲于患得患失，所以今天的人普遍活得累，活得不健康，活出了身心失调，招惹了许多疾病，乃至癌症！

其实，早在金元时期，名医朱丹溪的"相火"理论就揭示了类似道理。朱丹溪在他的《格致余论》中说："现实生活中各种诱惑太多了，人非铁汉，很难不动心，往往会被各种诱惑所迷惑。然后，产生各种各样的欲望与冲动，而各种欲望与冲动都伴随着生理动员及相应的内在功能波动，需要消耗元气。"

因此，他把人体中各种本能性的欲望和冲动称为"相火"，他认为人没有"相火"不行，缺乏"相火"会没了动力和活力，但是"相火"太旺，人又常常会缺乏自制能力，欲求和冲动过甚常会导致很多病变。他解释认为："相火"旺了会损伤元气，元气就是正常生理功能的基础。他认为很多病就是因为"相火"太旺。所以他有一句名言："相火为元气之贼！""相火"与元气不两立！并提出养生要学会制约自我过多的欲求与冲动。

就本质而言，我相信这一点：一个人的快乐，并不是因为他拥有得多，而是因为他计较得少。多是负担，是另一种失去；少非不足，是另一种有余；舍弃也不一定是失，而是另一种更宽阔的拥有。

多与少的关系其实很是微妙：多，经常不意味着多，不意味着幸福；少，也不意味着少，不意味着不幸。

曾经有个女房地产商，很有钱，光是佣人就有十几个，但是她总是觉得不幸福，每天不痛快，她也觉得自己是无事生非。有心理医生就推荐她去旅行，到人迹罕至的沙漠等艰辛地方去，而不是去迪拜这种消费城市。

她真的去了沙漠。那里连水都没有，很是艰苦，但是她却觉得很幸福。为什么？因为当时她的念头很简单——扛过这一晚上，走到有水的地方。就这么一个最简单的欲望，她也就下定决心，拼命地跟着大部队走，而且走出来了。她觉得那个晚上比她赚钱的优越生活要更幸福。为什么？因为赚钱时想法太多，赚了百万想千万，卖出一个楼盘又想再开发一个楼盘，她的不幸就在这种不断的增多中倍增着，到了连生存都有问题的沙漠，欲望少了，只有活下去、走出去一个欲望，没什么值得多想的了，也就没什么值得忧郁、纠结的了，以前不舍得的，现在什么都舍得了，于是幸福感油然而生。她的幸福感就在这种"舍得"和"减少"中真实感受到，并且强大起来。

《黄帝内经》早就有过"恬淡虚无，真气从之""精神内守，病安从来"，说的就是只要心里安静了，疾病就失去了发作的机会。而懂得舍与得后，就能够做到恬淡虚无、精神内守。如此，又促进了身心安宁，真气从之，自然地全身功能良好，就能抵御疾病。

殊不知，世界存在一个基本的补偿机制：我们获取多少，就需要补偿多少，而且往往先补偿（舍），才能获取（得）。因此，与其在各个方面（包括感情世界）被动地补偿，不如主动地付出。首先要学会"付出"，然后才是"接受"。

讲到这里，我想起近期在动车上听到两个女孩的对话，并引起了反思。

动车上，一对女孩坐在我的前座一个女孩很年轻，另一个稍微年长一点，年长的女孩已经结婚了，她们可能是结伴回家过年，两人聊天声音很响，旁若无人。先是年长的女孩抱怨她的婆婆怎么怎么不好，不给带孩子啦，怎么向她老公要钱啦，从头到尾一直在数落她的婆婆，旁边的小女孩看上去十七八岁，而且患有小儿麻痹症，开始时她一直没有吱声。过了一会儿，年长的女孩又开始抱怨她弟媳怎么怎么不好，常常跟她妈妈吵架，如何不懂得善待她妈。这时，年轻的小女孩说了："你对你婆婆这样不好，婆婆也是你丈夫的妈，你不尊重婆婆，那你哪有权利要求你的弟媳来尊重你妈呢？"年长女孩还在狡辩说她婆婆怎么与别人不一样，她妈怎么好，但年轻的女孩坚定地说："人心都是一样的！如果是我的话，我首先要对我婆婆好，那既是我的本分，也是做样子给我弟媳看，你自己都不善待你婆婆，你又有什么权利要求你弟媳善待她的婆婆（你的妈妈）？你没有资格说你弟媳不好……"这时，车上前排的乘客都回过头来看着这个小女孩，眼神里都投出赞许的眼光。我坐在她后排，也赞许不已。

不行春风，焉得秋雨？你不付出，你自己这样对待你的婆婆，你有什么权力要求别人？其实，人怎么对待别人，别人就怎么对待你，这是一个等式，舍得舍得，先有舍，后有得。

这就和投资一样，做生意要想挣钱，先得投资，之后才能有回报。人际交往中也一样，你的投资就是你对对方的情感付出。如果你连这都舍不得，就在那里干等着回报，你就很难获得回报。在无法获得回报你心里当然很不痛快，因为你的预期就是错的，你像等着天上掉馅饼一样，哪有这等好事？

第五法：及时规避劣性刺激

其实，任何人（尤其是女性）都可能受到一些不公待遇，被冤枉或者情绪受刺激，遭到不公正的对待怎么办？建议大家遵循"垃圾车法则"。

　　美国一位心理学家早年在纽约坐出租车的经历及接受的教育，促使他提出了"垃圾车法则"，并出版了同名的书籍《垃圾车法则》。他的经历如下：

　　那日，我跳进一辆出租车，想去纽约中央车站。开始一切都好好的，车子安全正常地行驶在右侧车道，突然一辆黑色轿车冷不丁从旁边停车场冲出来，横在我们正前方，出租车司机猛踩刹车，车子侧滑出去，轮胎与地面发出尖锐的摩擦声，好不容易才停下来。当我反应过来时，出租车与黑色轿车后备厢仅一寸之隔，好悬。

　　我惊呆了，但是更令人吃惊的是，明明是黑色轿车的司机差一点酿成重大车祸，可他却探出脑袋，朝着我们破口大骂。甚至竖起中指，向我们示威。

　　出租车司机竟然微微一笑，朝那个家伙挥挥手。我吃惊的是，他太友善了吧，于是忍不住问他："为什么你那么做呢？那个男人疯了，像要杀人一样。"

　　出租车司机回答道：许多人就像垃圾车，他们装满了垃圾四处奔走，充满懊恼、愤怒、失望的情绪，随着垃圾越堆越高，他们就需要找地儿倾倒。如果你给他们机会，他们就会把垃圾一股脑倾倒在你身上。所以，有人想要这么做的时候，千万不要收下。只要微笑，挥挥手，祝他们好运，然后继续走你的路，相信我，这样做你会更快乐。

这一席话，成为我的"垃圾车法则"的灵感。

我不禁思索："有多少次我收下了别人的垃圾车向我身上倾倒的垃圾？又有多少次我负载着别人的垃圾，又倾倒在同事、家人，甚至擦肩而过的陌生人身上？"于是，从那一刻起我对自己说："我不要别人的垃圾，我也不再到处乱扔乱倒垃圾。"

作者强调："二十年前，我在纽约的出租车上学到了这一课。"

这是否可以给我们很多启示呢？

当时的情景其实很简单，两人如果发生争吵，那么一方就等于接受对方把垃圾倒在身上，后果很明显。这里，无所谓对与错。

作者认为，碰到这类情况，仅仅选择"忽略、释怀"是不够明智的；选择对抗"更容易失守"，两败俱伤，选择复仇，往往"得不偿失"。作者强调了要"避让"各种垃圾车，包括记忆里的、现实生活中的、未来的。他认为：礼让，机会便会随你而来！

他还强调："要即时原谅，关闭警报器；寻求帮助，避免自己成为别人的垃圾车；别把每一个人当成垃圾车；倾诉有益，发泄有害……总之，有效改变自己和世界相处的方式，就能享受内心的宁静，就是幸福生活的基本公式。"

我也碰到过一件事情。在西安当地的宣传部和某大报社邀

请我做关于癌症康复的公益讲座，讲座开始前报社领导请求我
无论如何先给一个很重要的患者家属咨询咨询。按照惯例，我
讲座之前从不接受任何咨询，因为会影响情绪，但合作者强烈
要求，我就同意了。两三个人匆匆坐下来，直截了当地告诉我：
老爷子八十多岁了，严重黄疸、腹水、小便不利，正在医院里抢救，
问有没有好办法，能不能治好。我说能治好是骗人，但可以想
想办法改善一些症状，但也比较困难，因为毕竟高龄且又属晚
期了，病症十分复杂。也许他们求医心切，也许期望值太高，
认为医生无所不能，话没有听完，其中一人就破口大骂，然后
扬长而去。当时，我就想起"垃圾车法则"，是你们反复求助的，
且是免费的，你们的期望不等于现实可能性。我理解他们的心情，
但如果我接受了他们的"垃圾"，那么那天的讲座我肯定很郁闷。
他们走后，我就对几百名听众说："我刚才就差点被'倒了垃圾'，
但是我们该怎么办？听之任之，学会'避让'吧。"听众先是
打抱不平，而后给了我一片掌声。

　　所以，千万不要接受别人倒给你的垃圾，要学会转身，要
学会"避让"，淡然处之，不仅对现实的垃圾，对历史的、记
忆中的，以及未来可能的，都要学会"避让"，更千万别让垃
圾"发酵"了，否则你自己糟糕透了。现实社会中，多少人不
正是被这类垃圾所击倒的？或者一直为这类垃圾所困扰的？

　　不要堆积废物，千万别把垃圾倒给别人。这样这个社会才
会是和谐的社会，每个人才能心灵安宁，身心康健。所以，"垃

圾车法则"在我们处理日常事宜，纠治身心障碍或防范心理困惑时很有意义，建议大家不妨采纳。

美国某乳腺癌支持小组创始人约翰逊博士称此法则是"专注幸福的方法"。

他经常接触肿瘤患者，发现生病的人往往期盼自己能够躲开对将要失去生命的紧张和恐惧，从而使精神和身体到达幸福专注的感觉。其实，每个人都希望减少这类外源性的负面刺激，他认为遵循此法则是可以帮助人们摆脱负担的，至少帮助人们专注自己真正在乎的感情，减少不必要的情绪波动，从而获得幸福感。

他认为，"人的生活 10% 是靠你创造的，而有 90% 则是看你如何去对待的"。的确如此，俗话说，你怎么看世界，你怎么对待他人，世界与他人就怎么反馈给你。当然，我们的行为有时会被错误解读，如果这时候你专注于这些错误，那么"美好的初衷就很容易被丢失"。

"与垃圾车擦身而过，是幸福和成功的钥匙。"——这些话是颇有哲理的。

躲开"垃圾车"。"垃圾车法则"第一要义是避开被各种"垃圾"倾倒。

对于意外而来的负面刺激，一般情况下，选择针尖对麦芒性的"对抗"对策更易失守。为什么呢？因为这时候你容易"被对手挑起情绪，给对方可乘之机"，故"与其让垃圾车碾过，挑起内心的抵抗，再花时间平复由此带来的负面情绪，不如谦虚避让，待心绪平静，再看之前发生的事情，也许不值一提"。

　　避免自己产生"垃圾"。罗马哲学家波爱修说过："所有苦难都是自己的臆造。"对过去的某些回忆会让人产生不快，这是很多女人的通病，特别是晚上，一个人的时候，不忙的时候，最容易将这种不愉快的回忆扩大化，发酵起来。比如失眠的人，可能白天有点不痛快的事情，让她睡不着，越睡不着越琢磨不痛快的事，不仅这一件，几天以来，甚至几年以来的不痛快事情全想起来了，越想越难受，越想越睡不着，进入恶性循环。

　　很简单，你想那些不愉快事情的时候，就自问一下：这样想是能把过去的不愉快改变了吗？一定要记住那句话："别用别人的错误惩罚自己。"

　　记住："一个人若总是念念不忘可能发生的糟糕痛苦的事情，将一无所获。"

　　对于这种容易出现的灾难性思考，大卫·波莱首先强调，须"活在当下"，重视当下的感受与生活。与此同时，他提出了能有效避让灾难性思考的五部曲：

　　（1）描述你的逆境，写下你相信能发生的最坏的结果。

　　（2）评估这些结果发生的可能性，你会发现，可能性微乎其微。

　　（3）想想能发生的最美好的剧情，这些剧情必须超出现实，美妙到自己不由自主地微笑，甚至大笑，借此你需要打破之前"前景暗淡无光"的错觉。

（4）现在，你已经设计出最极端的情况——可能发生的最好和最坏的结果——那么，专注于这次逆境中最有可能带来的后果。

（5）带着你的新观点、新态度，认真思考解决办法，修补目前逆境中的问题。

其实，这就是俗话所说的"把最坏的结果想明白了，不过如此，便义无反顾地向前走"。

生了病，特别是癌症等慢性病，更容易滋生灾难性思考，"垃圾"不断自我发酵。在此情况下，如何避免灾难性思考？避免对未来恐惧而引起的自我自生的大量"垃圾"？对此，大卫·波莱的一些说法也有参考价值：

（1）首先，要认识到自己现在已经是辆"垃圾车"了，然后面对镜子，告诉自己，你并不想成为"垃圾车"。

（2）时刻提醒自己，生活中还有很多值得感激和高兴的事情存在。

（3）构想着自己逐渐身体康复的情景，并努力享受其中的快意。

（4）要知道没人能预见和把控未来，包括健康者。因此，只需关注目前拥有的幸福，关注自己能掌控的事，不去思考不确定的未来，更不去做最坏的联想。

（5）活在当下，因为生老病死谁都无法避免，只有当下是最现实的。

也许，这些说法多少有点理想色彩，但不妨试试，至少有益无害，而且正面的自我慰藉与暗示已被证明是具有保健及康复功效的。

第六法：学会让抱怨发挥正能量

大家都知道抱怨不好，抱怨的负面效应很多，既于事无补，且激化人际关系，也使自己心身不悦，抱怨后心绪更差。

其实，事物往往是辨证的。有时，有效的抱怨可以帮助你，特别是"好女人"。女人之所以好，就在于她们含恨忍辱，不抱怨。客观上，她们不是不想抱怨，而是觉得不该抱怨，把抱怨的情绪强压在自己心底。

这也是她们罹患癌症的一个心理原因。

研究表明：抱怨，可以释放负性情绪，是一种有效的发泄方式，也可以看作是"心理排毒"，无论对心理还是身体，都是很好的减压方式。

而关键在于如何有效地抱怨，因此，健康人须学会如何有效抱怨。

生活中，尤其是女性，她们总给人一种"祥林嫂"的感觉，唠唠叨叨，重复说着一件事。原本，她们有特别值得抱怨的理由，本身又是弱者，该被同情理解，但反复唠叨，抱怨到最后，别人反倒觉得就数她们事最多、最烦人，从同情变成反感了！这就是因为她们不会抱怨。

任何事情都应该讲究智慧，抱怨也一样。美国心理学专家盖伊·温奇博士认为，最有效的抱怨，应该掌握六条黄金法则：

第一，要有的放矢，搞清楚应该抱怨什么，而不是漫无目的。就是说，首先要把你想抱怨的事情真相讲清楚，而不是简单的宣泄情绪。事情讲清了，旁人可能还会帮助你，把抱怨的问题解决了，至少帮你分析分析值不值得抱怨。如果是劈头盖脸地一顿抱怨，除了宣泄情绪，于事无补，这是女人最易犯的毛病。

第二，要找准对象，向那些能够解决问题的关键人物进行诉说。不做招人烦的"祥林嫂"，逢人就说那是没有意义的。

有过一个例子。某人母亲病危，因为肺功能衰竭，女儿当时奋力抢救，不惜重金从远地请来专家，但因为路途遥远，专家还没到母亲就去世了。因为呼吸衰竭，老人临终前很痛苦。大家都很遗憾，纷纷过来慰问，慰问的人大多一起感叹现在医疗的无能，感叹老人病重时赶上了周末，好医生都不在医院。总之，和她一样感叹着不幸。结果，等慰问的人走了，她的情绪更坏了，把那些安慰人的感叹和遗憾又重复一遍。

幸好，这时候来了个学医的朋友，也懂得劝人，一听她的抱怨马上说："就算那个专家能及时赶到，你母亲也很难救过来，而且每个死于呼吸衰竭的人，临终前都很痛苦，不只是你母亲。"他的劝说和前面所有的慰问者都不一样，看似给医生开脱，其实是在告诉这个人，你母亲绝对不是最可怜的、最不幸的一个。结果，只有这段劝慰起了效，她逐渐从失去母亲的悲伤和遗憾中走出来。如果能找到这种会劝人的人，你的抱怨就有了效果。

第三，抱怨一次，核心的事只讲一件，不要一大堆事情，没有重点。

抱怨时肯定情绪激动，可能所有不痛快的事都想起来了，于是，很多女人的抱怨，恨不得从几十年前的陈谷子烂芝麻开始。这些于事无补的抱怨，只会让你的心情变坏，甚至最后失去了重点，跑了题，连你最初想要解决的问题都忘记了。这样的抱怨，没有任何价值。

第四，要学会先给予对方赞美，然后再提出问题，进行合理抱怨。也就是说，需要先让对方对你有所好感，让对方能听进去你的话，能够接受，然后再提出你所要抱怨的核心问题，这样更容易达到抱怨的目的。

这个道理很清楚，你想要找个倾听者，先要看这个人是不是有时间，是不是有心情。如果他的心情也很坏，也在想找人抱怨，他倾听你抱怨时就很难保持客观态度，可能将他心里的积怨借助你的情绪发散出去，甚至可能不负责任地出馊主意，至少可能因为他的情绪不理智，给你的劝慰或者招数也都是不理智的。

第五，言简意赅，把想说的话说清楚，同时要注意抱怨时的态度和情绪。

抱怨时肯定情绪不好，但情绪再不好，作为求助者，也不能让自己失态。因为失态只能暴露你人性的弱点，让原本想帮你的人先烦躁起来，甚至为此躲开。抱怨也要做到有礼有节，这样他们才会觉得要帮的人是个可理喻的人，才敢帮助你。

第六，抱怨要具有建设性。美国心理学家温奇把它称为"重新建构"。不钻牛角尖，换个角度好好梳理，提出解决（所抱怨）问题的方法，要让对方在接受的基础上，能够帮助你解决问题。

抱怨之后问题可以得到部分纠正，否则就是浪费时间。

比如，昨天出去回来就感冒了。你想到的理由是天气污染，PM2.5 超标。回家你就抱怨，这种抱怨就没有建设性，因为以个人一己之力是不可能改变污染的。如果抱怨，你可以想想，自己那天出门时为什么没戴口罩呢？本来买了口罩，找不到了，只好不戴就出门了，那么，可以抱怨自己平时的丢三落四，东西乱放，从这个抱怨中长记性，下次重要的东西一定要放好，这才是抱怨的价值。

除此以外，我认为还要补上几点。

第一，这个抱怨的内容必须是现实的、当下的，而不是过去的。有些人总耿耿于怀于若干年前的事情，总是抱怨，那是没有任何意义的。我就碰到过这么一个患者，五十岁出头，患的是卵巢癌，她第一句话就告诉我："我为什么患这个癌？我自己很清楚，就是当年婆婆嫌弃我出身低微，反对我俩婚事，婚后也一直给我穿小鞋，我丈夫又是个孝子，从不吭声，我婚后一直不顺，到四十多岁得了卵巢癌。"这种抱怨有意义吗？已经过去几十年了，婆婆也早已作古。因此，抱怨的事，一定要是当下的、现实的、有意义的。

第二，必须是能够解决的。有很多事情是没法解决的，比如天气不好，航班延误；又比如门诊经常碰到的患者很多，看病慢，又不愿意换其他医生看，只能等一段时间。这种无法解决的难题，抱怨也没有任何意义。

第三，话题必须是有积极意义的。我的门诊偶尔有些新患者，耿耿于怀于一两个号的前后差异，他可能晚了一两个号，就会抱怨："为什么不按照次序？""为什么能够照顾他，让他先看？不能够照顾我？"等他坐下来看病时，我常常会婉转地批评他，都是患者，要他学会宽容一点，差一两个号就差个一二十分钟而已，这种抱怨有什么意义呢？

抱怨的目的是不抱怨。我的助理，在重庆工作的李颖非医师写了篇短文《停止抱怨，乐观面对》，颇有哲理，道出了心态自我调整的一大方法与原则。

李颖非医师是海外医科大学毕业的"海归派"，并获得了硕士学位及医师证书，她热衷于肿瘤康复事业，天天与患者打交道，让她自我提升不少。

最近，朋友送了本书给我，威尔·鲍温的《不抱怨的世界》。认真阅读之后，感慨颇深。

每个人都拥有着美好的愿望，然而在现实生活中，每个人又难免要遭遇很多挫折和失败。每当这时，有些人便不能正确对待，产生不满，引发很多牢骚和抱怨，往往是怨天、怨地、怨命运。

抱怨是容易的，正如心理专家所言："抱怨带来轻松和快感，犹如乘舟顺流而下，那是因为我们是在顺应自己负面思考的天性，而停止抱怨，改而用积极的态度去欣赏事物美好光明的一面，却需要意志力。"

乐园（指重庆民生健康家园）的一个肺癌患者，体质非常差，不能做任何西医治疗，一直接受我的中药调理，肿块也逐渐在缩小，病情稳定。一群病友坐在一起交流的时候，无不感叹羡慕。疗效欠佳的病友拉着她的手在交流经验，为什么你的效果那么好？患者腼腆地说我和教授有缘分，我一直坚信他们这边可以把我治好。在我看来，病友们现在看到的是她好转的一面，可是这中间该患者经历的痛苦，可能只有我、她及她爱人方能了解。连续几个月的高热不退、剧烈咳嗽、胸痛、夜晚不能入眠、口吐鲜血，患者从来没有抱怨过一句话，没有喊过一次痛，甚至在用药的第三天，她告诉我没有那么痛了。口吐鲜血时，她爱人打电话告诉我，我都在为她焦心的时候，她反过来安慰我说，不用担心，我观察过了，每次吐完鲜血，接着就可以把肿瘤坏死物吐出来，是好事情啊。就是这样一个乐观而不抱怨的患者，用意志力，告别抱怨，顽强地和病魔做着斗争。

反观那些效果欠佳的患者，经常给我打电话，不是抱怨痛得厉害，就是抱怨服药没有预想的效果。而我呢，这样的电话接多了，挂电话之后，也开始抱怨，心情也会开始变得烦躁焦虑，甚至影响到一整天的工作情绪。

威尔·鲍温在《不抱怨的世界》一书中指出，我们抱怨，是为了获取同情心和注意力，以及避免去做我们不敢做的事。现在想来真的是很惭愧，在我抱怨的同时，殊不知这些消极情绪已经影响到周围的人，甚至患者的情绪了。

其实，细想一下，我们抱怨的初衷是什么？一定是想在抱怨之后舒畅自己的情绪。因此，抱怨的过程应该是个倾倒垃圾，清扫内心的过程。抱怨的结果应该是把负面的情绪排解掉，把信心留下来，这才是抱怨的价值。为此，你在抱怨之前，要斟酌一下，这个抱怨的结果如果还是给自己添堵，是个解决不了的问题，就像前面说的，是过去的事，是纠正不了的事，我建议你最好是忘掉不想它，而不是通过抱怨来强化它。因为我们抱怨，是为了使心情平复，是为了以后不抱怨，如果你的抱怨只会联想起更多值得抱怨的事，我就劝你赶快打住，去想一个能让你愉悦，能联想到很多愉悦的事。

第七法：确定一个目标，自己给自己希望

有个真实的故事。一个心理学家，发现自己儿子查理精神状态很不好，老是愁眉苦脸的，从幼年一直到十一岁的照片里，没有微笑，即使应该开心时，也是忧心忡忡的。查理从小心就很细，对事物观察很细致，这既是好事，又常常引来麻烦，因为其他孩子不在意的事，他却很容易在意，甚至伤感。作为父亲，那个时候常坐在他床边，帮助他排解忧愁，让儿子一一诉说，希望通过他把问题说出来后化解掉，但是效果很差。有一次，查理向父亲说："最让我遗憾的是，奶奶临死前留遗嘱的时候，居然没有把我的名字留上去，我本来以为奶奶会给我留点钱。"小查理有很多心结，说某个女同学不喜欢他，说老师用异样的眼光看着他。其实，孩子应该是无忧无虑的，但他总是被低落的情绪、忧愁的心理所困扰，每天都无精打采的。爸爸问他："你为什么会这样？"他说，他老是担心自己能力不强，以后生活会很差，现在社会也很复杂。当时，父亲虽然已经是很有成就的心理学家了，却没办法帮助他。

有一次，父亲开车接他回家。儿子坐到副驾驶座上，爸爸看到他的脸，又是满面愁容，没有笑容。这时，车路过一家小店，店旁挂了一个招牌，上面有广告词，说能预测你的未来。正好，时间还早，父亲就建议在这儿停一停，买点东西。进了店后，父亲突然有一个想法，说："查理，你愿不愿意让他们预测预测？也许很有效啊！"查理居然答应了。随后，查理走进店后的一个小屋。

进去小屋后半个多小时查理才出来。出来后，父亲付了费，就把孩子拉到了车上。他突然发现，这次孩子露出了笑容，笑嘻嘻的，情绪非常好。儿子告诉他预测师是位女大师。查理说："刚才，女大师说我将会过上幸福的日子，我一定会考上大学，毕业后还会找到很棒的工作，会在电影里扮演一个角色，也许还会成为一个影视明星。她预测我会赚到很多钱，会有很多女孩喜欢我，最后，有一个很漂亮的女孩会嫁给我。她心地善良，我们会住在一个有游泳池的大房子里，我们会有两个孩子，我会很长寿，我们全家都会很长寿。这个是对我的一生做得最好的预测。"

其实，谁都知道，这个预测师肯定对孩子说尽了好话。她对孩子的预测，是完美而又顺畅的。可那真的是真实的吗？不见得，但是从那以后，爸爸发现儿子彻底变了。现在他儿子已经长大，真的上了大学，但不是最好的大学。他后来又有了份工作，但不是原来预测师所说的很好的工作。他也结婚了，生活一般，但从十一岁碰到了那个预测师后，查理的人生真的彻底改变了。他现在心满意足地工作着、生活着，很少再情绪低落抑郁了，虽然生活照常有很多坎坷。

这是一个真实的故事。用中国人的话来说，这个预测师其实是个算命先生。算命先生们的市场，来源于占卜时会给你一个美好的"期望"，虽然没有科学依据，但"美好的未来"让你激起了一个对远期的期望，激起期望后，就把人体内的正能量激发出来了，使年幼的孩子从原来的低落、消沉，变成了激奋、积极向上。当然，我相信这个心理学家后来还会顺着这个情势，不断地给儿子鼓励，激发他的良性情绪，给他源源不断地输入正能量。

激发正能量的方式方法很多。每个人应该对很多外加的心理应激做一些区分，哪些是正面的，哪些是负面的。要及时甩开负面的，保留正面的。

　　我发现临床很多患者，尤其康复的好的患者，往往把好事看得很重，"啊呀！我的指标又下来了，多好啊"，而对那些不太正面的信息则有意无意地加以忽略，这就是有智慧的患者。

　　相反，康复的不好的患者，往往是那些把坏消息看得很重，特别在意负面的信息，甚至是能把好消息理解为坏消息的，比如这种恐癌症的人："啊，今天我又腰痛了，以前可不是这样的，一定是出问题了，说不定是复发的征兆。""你看，这个指标比上次多了 29%，一定是复发了。"说真的，这些人往往就是比前面这些人更容易复发，因为他们一直接受着负能量。其实，这些消息本身无所谓，你从负面去解读，就成了负能量。

　　2011 年 5 月 16 日，英国诺丁汉女子达妮艾拉·杰克逊生下了自己的孩子。

　　她在 2011 年怀孕五个月时，因高热不退，前往医院检查，被诊断出患有肺癌，医生劝她结束孕育，尽早进行肿瘤切除手术。但身为罗马天主教徒的她坚持不流产，毅然继续孕育腹中的胎儿，甚至在怀孕后期每天忍受着哮喘的痛苦，最终提前四周生下了健康的宝宝。一个月后，医院为她成功实施了肿瘤切除手术。目前，二十一岁的她已经恢复了健康，癌细胞也消失了。

　　为什么会有如此奇迹？我相信，这位母亲虽然没有占卜师，但她肚子中的孩子为她勾画了美好的未来，她将那个未来作为努力活下去的目标和希望。只要有希望，生命就有动力。

　　我有个安徽籍的晚期卵巢癌患者近五十岁，肝肺转移，曾经出现过腹水。她是出纳，文化层次一般，对自己病情知晓七八分。当时，有安徽医生告诉她，太晚了，只能活三到六个月了。所以她情绪很差，认定自己真的没有希望了。找到我时，她有腹水，肚子胀得厉害，我建议她接受大中医、小化疗，就是以中医药治疗为主导，必要时配合西医治疗。一晃，六个月过去了，她不仅没有死，而且症状基本消失了，只是她的情绪还很差。我看她有严重的心结存在，随便聊天时，她说她心里已经认定她不行了，安徽某主任亲口告诉她，只有三到六个月时间了，尽管六个月过来了，说不准哪天就不行了。

原来如此。我给了她两点劝告。一、如果说那个医生说得对，那么你的情况只会越来越差，怎么会腹水消失，症状没有了呢？这充分证明你在一天天好起来。二、即使有转移，就一定不行了吗？完全不见得。我给她介绍了同样一位女士，也是卵巢癌肝转移，协和的医师建议她放弃化疗，但是现在情况多好啊。肝脏好几厘米大的转移灶通过中医药治疗，完全液化、消失。她自己写了书，你可以去好好看看，她的今天就是你的明天。她当天买来书，当晚一口气看完，从此换了个人似的，有了笑容。现在，她康复得很好。

其实，我只是给她确定一个目标：向康复者学习。她有了奔头，自己就给自己注入了希望。情绪在潜移默化中被激发，战胜疾病的正能量也就越来越多！

第八法：学会拒绝，学会说"不"

人们总称赞某些女性"老好人"，女性老好人一定好吗？也许对他人而言，这样的女人确实不赖，但是对女人本身而言，却未必如此。

为什么呢？因为心理学家早指出，对他人过于友善，不懂得拒绝他人实际上是一种病态，名为"取悦病"。也就是不断以给予的方式取悦于人，为满足对方要求，从不对人说"不"字。

而且，过分取悦他人的女性"老好人"，还可能为此付出高昂代价。

很多人不好意思说"不"，但心里很想说"不"。当她们碍于面子没有说"不"字，而接受了某种事情或者某种安排后，她们的内心就会很纠结，会后悔自己当初为什么不拒绝，为什么没勇气说"不"。

我认识个朋友，人家请她出来做事，给了她每月 5000 元的报酬。她有点犹豫，觉得 5000 元对她的能力来说太少，但对方是朋友，她又不好直说，一直纠结着，最后还是答应了。结果，每个月拿到这 5000 元时她都不痛快，觉得自己的价值被低估了，觉得对方没有尊重自己，等于一边在付出，一边在郁闷。

其实，何必呢？有句话叫"丑话说在前头"，这是一种很理性的社会交往方式，她完全可以在最初和请她的人谈清楚，把自己的期待工资说出来，即便令对方有点难堪，也无所谓，至少多了一次互相说服的机会。无论对方能否被说服，都比她现在这么黑不提白不提地拿 5000 元的感觉要好得多。

　　和很多不敢说"不"的女人一样，她之所以不敢提，主要是不好意思，觉得这样会为难对方。但是，就为了这点面子，因为没说"不"，她在接下来的很长时间里都要为这个从心里不能接受的安排而郁闷，为这个没有说出的"不"付出代价，不停地为难自己，多不值得？其实，只要一个简单的"不"字，之后的事情就会轻松很多。所以，学会说"不"，其实是对自己的保护和解脱。

　　当然，拒绝的方式可以是多种多样的，有人喜欢你直截了当地告诉他"不"的理由，有人则需要你委婉含蓄地拒绝他。因此，需要了解说"不"的技巧。这些技巧在前文中已有介绍。

　　第九法：学会自己找寻幸福

　　"好女人"往往习惯于压抑自我，舍己为人，而现代社会又处在一个微妙时期，雷锋精神虽然永不过时，但却常常得不到正面的回馈。相反，很多人都认为自己是弱势群体，他人的付出是应该的，自己却不愿意相应地回馈他人，整个社会都弥漫着愤世嫉俗、怨天尤人的不良情绪。在这种氛围中，"好女人"应该学会自主找寻幸福，借此以平和情绪，健康生活。

　　自主找寻幸福的前提是，承认自己也是个活生生的人，有着七情六欲，有着喜怒哀乐，也有着负面情绪，只不过"随怒随消"，不让它持久，更不让它发酵。

　　此外，还可以从博大精深的中国传统文化中找寻一些帮助自己幸福的技巧。以下几个小方法就有助于"好女人"保持幸福：

（1）遵从内心的真实想法与热情，选择自己有兴趣、有意义，并喜欢且会带来快乐的事去做，别太在意他人的说三道四。

（2）多和朋友在一起，常常聊聊天、上上街、购购物，须知，亲密的人际关系不仅是女性最为需要的，而且最有可能给你带来幸福。

（3）学会接受失败及挫折。别让对失败的恐惧绊住你前行的步伐，阻止你尝试新的事物的信心。

（4）学会让生活简单点。须知，有些追求并没有意义，让她们赶时髦去吧。更多、更新，并不一定代表着最好。

（5）接纳自己的全部，包括好的、差的。允许自己偶尔的低沉、失落、伤感或烦躁，只不过要尽快调整过来。

（6）心怀感激与感恩。始终保持感恩之心，记住他人对自己的点滴恩惠，多从内心说声"谢谢"。

（7）随时与自己、与他人讲和，学会随时原谅自己与他人。

（8）少管一点，放慢一点，糊涂一点，你会更幸福一点。放开手脚，让他人驰骋。如此，你既轻松，又快乐，别人还会感谢你。

（9）学会慷慨地给予。也许，你可能没有很多钱，也没有太多时间，但这不意味着你不能帮助别人，哪怕一个让座的举动，一个微笑，一个牵手，都可能给他人带来莫大的快乐，而你，则留有幸福。

（10）时常到自然环境中走走，让大自然洗涤一下你的心灵，让躯体活动抗拒你脑力的疲惫，而你会收获幸福和快乐。

千万别以太忙为借口，时常遵循上述小技巧，你就可以留住幸福与健康，摒弃疾病与郁闷！

第十法：善于随时规避"怒火"

前已述及大怒大害身心健康，但郁闷而不发出来，也有损身体。

生活在现实社会，随时会遭遇不良境遇，令你欲怒不能！怎么办？当愤怒的情绪即将爆发时，如何对付？在此，有几个小对策可供选择：

（1）迅捷离开让你感到愤怒的现场。

（2）无法做到离开现场时，努力学会用意识来控制自己，同时进行自我暗示，别管它，就且当成一堆垃圾在发酵，并不断告诉自己，发火会伤身体。

（3）以腹式深呼吸方法，调控自己的情绪，不急于把"火"发出来。

（4）有意转移话题和视线，并配合仰视蓝天、眺望远处、盯着室内某个图景，甚至按摩自身某些穴位，如内关、曲池（或坐着时的太冲、太溪）等来舒缓愤怒，稳定情绪。

（5）平时注意随时释放郁怒。明代著名医家张景岳说过："随怒随消未必致病。"因此，平时要注意随时释放郁闷。压抑日久，日积月累，最终会导致"火山爆发"。

（6）当自己意识到这一段时间自己特别郁闷，火气老是上涌时，你可以有意识地转移焦点或做点别的事情来释放郁闷之"火"。比如逛逛商店、购购物、游游泳、洗个热水澡、听听音乐、看看电视、找姐妹聊聊等。如此还不行，还无法彻底释放，还难以平息郁闷，则可远足，离开工作岗位一段时间。总之，不要暴怒，暴怒可能出现急病，暴怒忍过之后，还要给怒火一个消散的机会，不留后患。

（7）提高自己的心理素养，包括多看些佛家书籍及修身养性之类的书刊，逐步提高自己控制发怒的"阈值"！

《被癌症盯上的11种女人》
编者后记

2016年初，我腹部鼓胀，去北京医院检查，当天就收治入院，一周后就完成了手术，经病理化验被确诊为卵巢癌。一切来得很突然，我几乎没有顾上去焦虑、去痛苦，懵懂中迎来了第一次化疗。先生很着急，听说中医能够增强化疗的作用，同时也可以减少化疗的不良反应，就马上给广西南宁的著名中医刘力红博士打了电话，希望他能来北京为我诊治。力红是我们二三十年的朋友，马上就从南宁飞过来了，为我针灸和开药。

南宁太远了，我的身体不允许我每个月飞一次南宁，我也不能要求有这么多病人的力红经常来北京为我诊治。这时，我的朋友周跃进为我介绍了上海的一位著名中医癌症专家。周总跟我在十五年前因工作关系认识，后来我调离了原岗位，倒使我们成了非常好的朋友。知道我病了，非常着急，在上海托朋友帮我联系著名中医，挂号拿药，全程陪着我去看病。邱医生八十多岁，精神矍铄，病人很多，看病时，邱医生把脉，三五个学生在边上学习，并负责按照邱医生的要求抄写药方。第一次生这么大的病，整个人是懵的，不知道的事情太多了。趁着邱医生说："就这些药吧，20付"的空档，我提出了一个问题，话说了半句，邱医生就喝道："不要说话，有问题到外面问我的学生。后面的话被生生顶了回去。"

看着我的朋友跑前跑后的为我张罗，看着候诊大厅里拥挤的人群，我的内心有点绝望，上海虽然比南宁近多了，交通也方便，但如果让我每个月或半个月来一趟这个"人声鼎沸"的医院，实在也是一种折磨。

返程飞机是晚上的，临近中午，我先生的一位合作伙伴郭强约我们一起吃饭。郭总是消化道非霍奇金淋巴瘤患者，患病接近二十年了，现在不仅全好了，还一直保持着积极乐观的心态。作为企业老总，经常外出演讲，谈他的工作，更多的是谈他对疾病的态度，影响了很多人。我先生以前经常将他的事作为奇谈说给我听，他希望我见见郭总，从他身上吸取正能量，尽管我还没有来得及开始悲伤。

郭总退休前是上海出版集团的老总，几年来带癌工作，工作干得风生水起，身体也好了，在他的推动下，出版了何裕民教授撰写的《癌症是个慢性病》一书。可以说，慢性病这个概念一经推出，逐渐为医学界普遍接受，在很大程度上舒缓了无数癌症病人和家属的焦虑。

郭总向我推荐了何裕民教授。

回到北京不久，跟先生拜访了中国协和医科大学出版社袁钟社长，没想到他跟何裕民教授也非常熟悉，当时就帮我约了何教授。也许是否极泰来，突然生了大病，在茫然寻找中医之际，两位老总联合推荐的何教授恰好第二天出差来北京。第二年，袁社长退休，开启了另一个伟大的事业，走遍了全国各地的医院，举办了无数讲座，告诫每一位医生，如何看待病人，如何看待利益，如何保护我们的善良和专业。在目前的环境下，袁社长无疑是功莫大焉。这是后话。

第二天晚上，我在西四环边上的永兴花园酒店见到了何教授。

他仔细听了我的情况，看了我的医院报告和片子，他对我说："你这样的病我治疗过很多，这种病不难治，但是比较黏，容易复发。你现在要做的就是不复发，或者复发的间隔时间越长越好。你放心吧，我一定为你保驾护航。"那时真有一种在茫茫的大海上突然抓到一块木板的感觉。

何教授回到上海之后很快给我寄来了中药，从此开启了跟何教授的医患关系。一个月之后，我到上海何教授的门诊看病，第一次见识了何教授的圆桌门诊疗法。

何教授倡导的圆桌门诊，就是四五位医生、六七位患者，围着一个圆桌，听何教授逐一诊治，患者之间互相鼓励。经常会听到候诊的病人对正在诊治的病人说："你放心吧，何教授一定能治好你，我当时的病比你的严重多了。"

确实，何教授跟我所见过的中医都不一样，他的语言平白直接，让每一位病人都能听明白，他的语言让哪怕病入膏肓的人都能感受的希望。在何教授这里，他总是那样的和蔼，对每一位病人和家属都不厌其烦，告诉你病理，告诉你注意事项，建议你后续的治疗方案，每每让你感觉到是你的亲人在为你诊治，他什么都为你想到了说到了，让你每次门诊都能感受到希望的力量。其实，医生不就是应该像何教授这样对待病人的吗？前面提到的袁钟社长，他就反复告诫医生，病人是把你当作神来对待，在你面前脱下衣服裸露身体让你检查，他们想向你倾诉无法对人言说的病痛，希望你能拯救他们，如果你不把他们当作亲人，他们会多么失望，多么无助。

在何教授的门诊诊治了两年半，我现在基本上不需要服药了。每三个月的检查，我的手术大夫都说我是个奇迹，我想在这里感谢给我手术的张毅主任、李叶主任，以及给我化疗的申桂华主任，更要感谢为我治疗，指导我调整生活态度、生活方式的何裕民教授。我们成了很好的朋友，我去上海总会去看他，他来北京也会来看我，并带着他的一大帮医生朋友和病人朋友一起畅谈。我想这真是我的福气，因为好医生就是哲学家，他们会开启你的世界观和方法论，你会变得从容了，豁达了。

生病前，我在单位叱咤风云，一丝不苟，在家里唯我是从，事无巨细，当一场折磨事件来临的时候，自己无法解脱的时候，就崩溃了。只有疾病才能使我们领悟生命的意义，调整生活的态度和方式。我身边有几个闺蜜，包括我自己，在经历了疾病和人生挫折后，都能正确地调整自己，为自己的健康订立切实可行的中远期目标，反而让自己的生活呈现出更加美好的状态。

因此，在此祝愿每一位女士，生活中的变故、挫折、困难、疾病，都是人生的标配，我想没有人能一生顺遂。因此，如何从容地渡过这个或多个难关很重要，但如何让自己后面的人生更灿烂，才是这本书之外我们要进一步学习的。

祝福每一位正在经历磨难的女性，愿生命之花繁盛。

诸 菁

2018 年 12 月 1 日